Johannes Zschocke
Georg F. Hoffmann

Vademecum
Metabolicum

3. Auflage

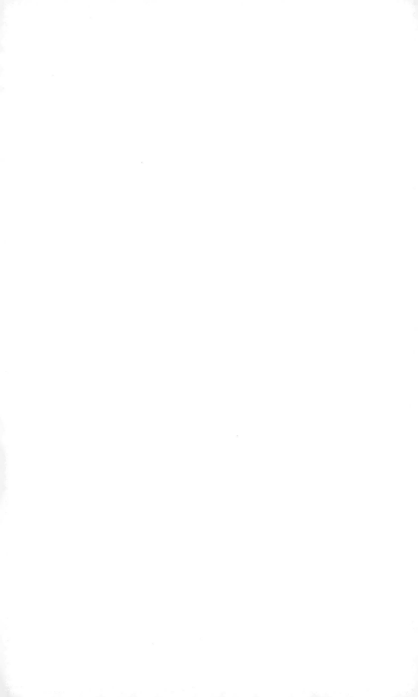

Vademecum Metabolicum

Diagnose und Therapie
erblicher Stoffwechselkrankheiten

Johannes Zschocke, Heidelberg
Georg F. Hoffmann, Heidelberg

In Zusammenarbeit mit

Alberto B. Burlina, Padova
Marinus Duran, Amsterdam
James V. Leonard, London
Ertan Mayatepek, Düsseldorf
Verena Peters, Heidelberg
Jan A. M. Smeitink, Nijmegen
Jerry Vockley, Pittsburgh
Udo Wendel, Düsseldorf

Geleitwort von
Udo Wendel, Düsseldorf

Dritte, vollständig überarbeitete
und erweiterte Auflage

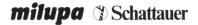

Priv.-Doz. Dr. Dr. med. Johannes Zschocke
Institut für Humangenetik
Ruprecht-Karls-Universität
Im Neuenheimer Feld 366
69120 Heidelberg

Prof. Dr. med. Prof. h.c. (RCH) Georg F. Hoffmann
Universitäts-Kinderklinik
Ruprecht-Karls-Universität
Im Neuenheimer Feld 153
69120 Heidelberg

Diese dritte Auflage entspricht der zweiten englischen Auflage.

Bibliografische Information der Deutschen Bibliothek
Die Deutsche Bibliothek verzeichnet diese Publikation in der Deutschen Nationalbibliografie; detaillierte bibliografische Daten sind im Internet über <http://dnb.ddb.de> abrufbar.

Besonderer Hinweis:
Die Medizin unterliegt einem fortwährenden Entwicklungsprozess, sodass alle Angaben, insbesondere zu diagnostischen und therapeutischen Verfahren, immer nur dem Wissensstand zum Zeitpunkt der Drucklegung des Buches entsprechen können. Hinsichtlich der angegebenen Empfehlungen zur Therapie und der Auswahl sowie Dosierung von Medikamenten wurde die größtmögliche Sorgfalt beachtet. Gleichwohl werden die Benutzer aufgefordert, die Beipackzettel und Fachinformationen der Hersteller zur Kontrolle heranzuziehen und im Zweifelsfall einen Spezialisten zu konsultieren. Fragliche Unstimmigkeiten sollten bitte im allgemeinen Interesse dem Verlag und den Autoren mitgeteilt werden. Der Benutzer selbst bleibt verantwortlich für jede diagnostische oder therapeutische Applikation, Medikation und Dosierung.
In diesem Buch sind eingetragene Warenzeichen (geschützte Warennamen) nicht besonders kenntlich gemacht. Es kann also aus dem Fehlen eines entsprechenden Hinweises nicht geschlossen werden, dass es sich um einen freien Warennamen handelt.
Das Werk mit allen seinen Teilen ist urheberrechtlich geschützt. Jede Verwertung außerhalb der Bestimmungen des Urheberrechtsgesetzes ist ohne schriftliche Zustimmung des Verlages und der Autoren unzulässig und strafbar. Kein Teil des Werkes darf in irgendeiner Form ohne schriftliche Genehmigung des Verlages reproduziert werden. Das gilt insbesondere für Vervielfältigungen, Übersetzungen, Mikroverfilmungen und die Einspeicherung, Nutzung und Verwertung in elektronischen Systemen, dem Intranet und dem Internet.

Lektorat: Dipl.-Chem. Claudia Ganter, Stuttgart
Redaktionelle Bearbeitung sowie reproduktionsfertige Vorlagen durch die Autoren
Druck und Einband: CPI Books – Clausen & Bosse GmbH, Birkstraße 10, 25917 Leck, Germany
Gedruckt auf chlor- und säurefrei gebleichtem Papier

ISBN 3-7945-2375-X

Geleitwort zur dritten Auflage

Zu den wesentlichen Verbesserungen in Diagnostik und Therapie von Stoffwechselkrankheiten in den letzten Jahren zählen die Tandem-Massenspektrometrie, welche die Diagnostik der gefährlichen Organoacidopathien und Fettsäurenoxidationsstörungen stark erleichtert und das sehr frühe und sichere Neugeborenen-Screening ermöglicht, sowie im Bereich der Therapie die präziseren Angaben zum Medikamenteneinsatz und die Fortschritte in der Behandlung von lysosomalen Speicherkrankheiten. Diese Entwicklungen unterstreichen die Notwendigkeit, zum vollen Nutzen der Patienten enge Kooperationen mit den spezialisierten Stoffwechselzentren einzugehen und zu pflegen, und ich möchte bitten, auch weiterhin bei Bedarf frühzeitig Kontakt zu den regionalen Stoffwechselzentren aufzunehmen, um das Schadensrisiko bei den „Stoffwechselpatienten" zu minimieren. Darüber hinaus ist darauf hinzuweisen, dass es bereits eine große Anzahl von erwachsenen Patienten mit angeborenen Stoffwechselkrankheiten gibt, die in der Erwachsenenmedizin dringend weiter behandelt und betreut werden müssen. Deshalb ist dieses Vademecum auch Internisten und Allgemeinmedizinern als grundlegende Lektüre zu empfehlen.

Prof. Dr. med. Udo Wendel
Universitäts-Kinderklinik Düsseldorf

Aus dem Geleitwort zur zweiten Auflage

Dieser Leitfaden soll das diagnostische Vorgehen und Therapieansätze bei erblichen Stoffwechselstörungen in knapper Form vermitteln. Im Geleitwort ist es mir wichtig, auf vier Punkte ausdrücklich hinzuweisen:
1. Untersuchungsmaterial sollte nur an Stoffwechsellaboratorien versandt werden, die eine qualifizierte Interpretation der Ergebnisse mitliefern.
2. Jede Kinderklinik und jeder Kinderarzt sollte das regional zuständige pädiatrische Stoffwechselzentrum kennen und Kontakte pflegen.
3. Beim schwerkranken Neugeborenen sollte neben geläufigeren Ursachen eine Stoffwechselstörung immer in die diagnostischen Überlegungen mit einbezogen und labordiagnostisch abgeklärt werden. Dabei muss im allgemeinen Notfallprogramm vor Ort insbesondere auch die Bestimmung von Ammoniak und Lactat möglich sein.
4. Verstirbt ein Kind bei noch bestehendem Verdacht auf Stoffwechselstörung, so sollte es die Regel sein, adäquates Untersuchungsmaterial zu asservieren, um *post mortem* einen Stoffwechseldefekt nachweisen oder ggf. verwerfen zu können.

Ich wünsche allen Benutzern dieses Leitfadens bei ihren Bemühungen um „Stoffwechselpatienten" großen Erfolg.

Prof. Dr. med. Udo Wendel
Universitäts-Kinderklinik Düsseldorf

Vorwort

Angeborene Stoffwechselkrankheiten, von denen kumulativ etwa jedes 500ste Neugeborene betroffen ist, stellen bei häufig schwerer, lebensbedrohlicher klinischer Symptomatik eine besondere Herausforderung dar. Eine rasche und effektive Behandlung ist oft entscheidend für die weitere Entwicklung und Prognose des Kindes, wird aber z.T. durch die Notwendigkeit einer aufwändigen Diagnostik kompliziert. Das *Vademecum Metabolicum* soll eine rasche Orientierung über das Spektrum der primär genetischen Stoffwechselkrankheiten im Kindesalter geben, Strategien für eine rationale und rationelle Diagnosefindung aufzeigen und Grundzüge der Behandlung darstellen.

Die jetzige dritte Auflage wurde vollständig überarbeitet und erheblich erweitert. Der erste differenzialdiagnostisch-therapeutische Teil umfasst nun eine sehr viel größere Zahl von klinischen Situationen, in denen eine Stoffwechselkrankheit in Betracht gezogen werden sollte. Die praktischen Anleitungen wurden ausgiebig diskutiert und sollten dem üblichen Vorgehen in zahlreichen Ländern entsprechen. Verschiedene Funktionstests wurden entfernt, da sie auch in spezialisierten Stoffwechselzentren nur noch selten verwendet werden. Im zweiten Teil, der die einzelnen Stoffwechselwege und ihre Störungen darstellt, wurde eine beträchtliche Zahl „neuer" Erkrankungen aufgenommen. Wie in den vorausgegangenen Auflagen wurde besonderer Wert auf die für die ganze Gruppe typische klinische Symptomatik, die für die Diagnosefindung richtungsweisenden Untersuchungen (Basisdiagnostik, Spezialdiagnostik) sowie die wichtigsten Elemente von Notfalltherapie und Langzeitbehandlung gelegt. Die Pathobiochemie wurde ausführlicher dargestellt, wenn es für das Verständnis von Klinik und Diagnostik relevant erschien; die Reihenfolge der Auflistung folgt den Stoffwechselwegen oder der Nomenklatur.

Ein herzlicher Dank für Korrekturvorschläge gilt insbesondere Drs. Dorothea Haas, Martin Lindner, Viola Prietsch, Oliver Sass, Andreas Schulze und Nicole Wolf. Erneut besonders verpflichtet sind wir Dr. Beate Szczerbak, Milupa, Friedrichsdorf, für ihre kontinuierliche und intensive Unterstützung von der Konzeption der ersten Auflage bis hin zu den aktuellen Ausgaben in Englisch, Italienisch, Polnisch, Chinesisch und Französisch. Die freundliche und professionelle Hilfe von Dipl.-Psych. Dr. med. Wulf Bertram, Dipl.-Chem. Claudia Ganter und Heidrun Rieble vom Schattauer Verlag, Stuttgart, wird dankbar anerkannt.

Heidelberg, August 2004   **Johannes Zschocke**
                                                      Georg F. Hoffmann

Inhalt

Abkürzungen

AFP	α-Fetoprotein	OS	organische Säuren
AP	alkalische Phosphatase	OH	Hydroxy
AS	Aminosäuren	OTC	Ornithin-Transcarbamylase
BH$_4$	Tetrahydrobiopterin	P	Phosphat
BZ	Blut-Glucose (Blutzucker)	PA	Propionacidurie
Cbl	Cobalamin	PLP	Pyridoxalphosphat
CDG	kongenitale Störungen der Glykosylierung	PC	Pyruvat-Carboxylase
		PDH	Pyruvat-Dehydrogenase
CK	Kreatin-Kinase	PKU	Phenylketonurie
CoA	Coenzym A	SCAD	Kurzkettige-Acyl-CoA-DH
CPT	Carnitin-Palmitoyltransferase	SCHAD	Kurzkettige-Hydroxyacyl-CoA-DH
CRP	C-reaktives Protein		
DD	Differenzialdiagnose	SIDS	Plötzlicher Kindstod
DH	Dehydrogenase	V.a.	Verdacht auf
EDTA	Ethylendiamintetraacetat	VLCAD	(Über-)langkettige-Acyl-CoA-Dehydrogenase
FFS	freie Fettsäuren		
Fru	Fructose		
FS	Fettsäuren	**Aminosäuren**	
GAG	Glykosaminoglykane	Ala	Alanin
Gal	Galactose	Arg	Arginin
GALT	Gal-1-P-Uridyltransferase	Asa	Argininosuccinat
GC	Gaschromatographie	Asn	Asparagin
GGT	γ-Glutamyl-Transpeptidase	Asp	Aspartat
Glc	Glucose	Cit	Citrullin
HMG	3-Hydroxy-3-methylglutarat	Cys	Cystein
HPLC	Hochleistungs-Flüssigkeits-Chromatographie	Gln	Glutamin
		Glu	Glutamat
IVA	Isovalerianacidurie	Gly	Glycin
Kompl.	Komplikation	Hcy	Homocystein
Lj.	Lebensjahr	His	Histidin
M.	Morbus	Ile	Isoleucin
Manif.	Manifestation	Leu	Leucin
MCAD	Mittelkettige-Acyl-CoA-DH	Lys	Lysin
MMA	Methylmalonacidurie	Met	Methionin
MPS	Mucopolysaccharid(-ose)	Orn	Ornithin
MRS	Magnetresonanzspektroskopie	Phe	Phenylalanin
MRT	Magnetresonanztomographie	Pro	Prolin
MS	Massenspektroskopie	Ser	Serin
n	normal	Tau	Taurin
NCL	neuronale Ceroidlipofuscinose	Thr	Threonin
NG	Neugeborene(-s)	Trp	Tryptophan
NH$_3$	Ammoniak	Tyr	Tyrosin
NNR	Nebennierenrinde	Val	Valin

Diagnose und Therapie von Stoffwechselkrankheiten

Metabolische Basisdiagnostik

Folgende Basisdiagnostik sollte bei jedem Kind durchgeführt werden, bei dem eine erbliche Stoffwechselerkrankung differenzialdiagnostisch infrage kommt:

Blutzucker
Hypoglykämie ist eine Manifestationsform zahlreicher Erkrankungen speziell des Kohlenhydrat- und Energiestoffwechsels. Zur weiteren Abklärung sind verschieden Blut- und Urinuntersuchungen von besonderer Wichtigkeit. *Für Details s.S. 6.*

Ammoniak (NH$_3$)
NH$_3$ ist sehr neurotoxisch, und Hyperammonämien haben eine hohe, aber ggf. vermeidbare Mortalität und Morbidität. Bei allen kranken Neugeborenen und allen Patienten mit ungeklärter Enzephalopathie muss notfallmäßig die NH$_3$-Konzentration im Blut bestimmt werden. Dies sollte in allen Krankenhäusern zu jeder Tageszeit möglich sein. Eine Hyperammonämie aufgrund eines primären Harnstoffzyklusdefektes gehört zu den dringendsten Notfällen der pädiatrischen Stoffwechselmedizin, wird jedoch nicht erkannt, wenn die NH$_3$-Konzentration nicht bestimmt wird. *Für Details s.S. 8.*

Säure-Basen-Status
Viele Stoffwechselkrankheiten verursachen Störungen des Säure-Basen-Status, sowohl Acidosen als auch Alkalosen. In allen Krankenhäusern sollte es zu jeder Tageszeit möglich sein, die Blutgase zu bestimmen. *Für Details s.S. 11.*

Lactat
Erhöhte Lactatwerte sind eine häufige Folge von Hypoxie oder schweren Allgemeinerkrankungen und können eine metabolische Acidose verursachen. Eine primäre Stoffwechselerkrankung sollte in Betracht gezogen werden, wenn keine überzeugende sekundäre Ursache wie Schock, Asphyxie oder Herzinsuffizienz erkenntlich ist. *Für Details s.S. 13.*

Ketone im Urin (Ketostix)
Eine Ketonurie durch die Ketonkörper 3-Hydroxybutyrat und Acetoacetat ist ein physiologischer Zustand bei längeren Nüchternperioden. Postprandial bzw. beim Neugeborenen kann sie auf eine angeborene Stoffwechselerkrankung hinweisen. Das Fehlen von Ketonkörpern während des Fastens spricht für eine Störung der FS-Oxidation. Ketone (im Urin) werden meist mit unspezifischen Tests gemessen, und Erhöhungen können auch durch andere Substanzen verursacht sein. *Siehe auch S. 12.*

Andere Laboruntersuchungen
Verschiedene Routineanalysen wie Blutbild, Leberwerte, Gerinnung oder CK-Werte
können auf Organstörungen hinweisen, die ggf. durch eine Stoffwechselerkrankung
verursacht wurden. Erhöhte Harnsäurewerte finden sich bei zahlreichen Erkrankungen
mit erhöhtem Zellumsatz oder erniedrigter renaler Ausscheidung. *Siehe auch S. 27.*

Spezifische Auslöser für Stoffwechselentgleisungen

Auslöser	*Erkrankungsgruppen*
Fasten, Infekte, Fieber, Impfungen, Operationen, Unfälle	proteinabhängige Erkrankungen, Störungen des Energie- und Kohlenhydratstoffwechsels
Proteinbelastung und/oder -katabolismus	proteinabhängige Erkrankungen: Amino- und Organoacidopathien, Harnstoffzyklusdefekte, Hyperinsulinismus-Hyperammonämie-Syndrom
Rasch resorbierbare Kohlenhydrate	Hyperinsulinismus, Mitochondriopathien
Obst, Koch- und Fruchtzucker, flüssige Medikamente	Fructoseintoleranz
Milchzucker, Milchprodukte	Galactosämie
Fette	Lipoprotein-Lipase-Mangel, Glycerolintoleranz, FS-Oxidationsstörungen
Medikamente	Porphyrien, Glc-6-P-Dehydrogenase-Mangel
Starke körperliche Belastung	Störungen der/des: FS-Oxidation, Glykolyse, Muskel-Glykogenolyse, Purin- und Pyrimidinstoffwechsel, Atmungskette

Allgemeine klinische Situationen

Der Stoffwechselnotfall

Neugeborene mit akuten Stoffwechselkrankheiten zeigen initial relativ unspezifische Symptome, z.B. Lethargie, Trinkschwäche, Erbrechen, Atemstörungen, Hypotonie oder zerebrale Krampfanfälle). Bei Störungen des Intermediärstoffwechsels entwickeln sich Symptome im Neugeborenenalter typischerweise nach einem mehr oder weniger langen *unauffälligen Intervall,* mit klinischen Symptomen ab dem 2. Lebenstag („Intoxikationstyp"; speziell Hyperammonämien können aber bereits am ersten Lebenstag symptomatisch werden). Der Allgemeinzustand verschlechtert sich rasch trotz unauffälliger oder diskreter Befunde in der Routinediagnostik (Infektparameter, Lumbalpunktion, Röntgenaufnahme des Thorax, Sonographie des Schädels usw.) und antibiotischer Behandlung. Gelegentlich finden sich in der *Familienanamnese* Geschwister, die mit ähnlichem Krankheitsbild („unklare Sepsis") verstorben sind, oder andere Familienmitglieder mit ungeklärten, z.B. progressiv neurologischen Krankheitsbildern. Konsanguinität erhöht die Wahrscheinlichkeit für das Auftreten einer rezessiven Erkrankung beim Kind.

Nach der Neugeborenenperiode können rezidivierendes Erbrechen und progrediente Lethargie bis hin zum Koma, ggf. ohne fokale neurologische Auffälligkeiten oder Organstörungen, auf eine Stoffwechselerkrankung hinweisen. Die Notfallbehandlung folgt denselben Prinzipien wie beim Neugeborenen, wobei besonders auf auslösende Faktoren wie Erbrechen, Fieber oder Umstellung der Ernährung geachtet werden muss.

Eine Stoffwechselerkrankung sollte in Betracht gezogen werden, neben anderen Diagnosen (z.B. Infektion, primär zerebrale Erkrankung) ...

... bei allen Neugeborenen mit unklarer lebensbedrohlicher oder progredienter Erkrankung insbesondere nach normaler Schwangerschaft und Geburt

... bei allen Kindern mit akuter ungeklärter Verschlechterung des Allgemeinzustandes und/oder Bewusstseinsstörungen, speziell in Folge von Erbrechen, Fieber oder Fasten

... bei allen Kindern mit den Symptomen einer Acidose oder Hypoglykämie

Adäquate diagnostische und therapeutische Maßnahmen müssen unverzüglich eingeleitet werden, um ggf. irreversible Schäden zu vermeiden.

Postmortale Untersuchungen: s.S. 25.

Phase 1: metabolische Basisuntersuchungen und initiale Behandlung

Karenz für potenziell toxische Substanzen (Protein, Fett, Galactose, Fructose)

Anlage eines i.v. Zugangs, Blutprobe für die Notfallanalyse von
- Elektrolyten, *Glucose,* CRP, CK, Transaminasen, Kreatinin, Harnstoff, Harnsäure, *Säure-Basen-Status,* Gerinnungsanalysen
- NH_3, Lactat
- Asservierung einer Plasmaprobe für AS usw.
- Asservierung einer Filterpapierkarte („Guthrie"-Karte des NG-Screenings) mit getrockneten Bluttropfen für Acylcarnitine (AS, ggf. DNA-Analysen)
- Asservierung der Probenreste für ggf. notwendige weitere Analysen (mit Labor besprechen)

Gewinnung einer Urinprobe
- Untersuchung von Farbe und Geruch
- übliche Stixtests (z.B. Ketonkörper, Glucose, Protein, pH-Wert [wenn > 5 während Acidose → DD renal-tubuläre Acidose])
- Asservierung einer Urinprobe aus der akuten Phase für OS oder weitere Stoffwechselanalysen

Falls eine Lumbalpunktion durchgeführt wird
- Asservierung einer Liquorprobe (sofort einfrieren)

Initial **10 % Glucoseinfusion, 150 ml/kg/Tag** (10 mg/kg/Min., ~ 60 kcal/kg/Tag), mit adäquater Elektrolytzufuhr.
　　Die Glucosemenge in dieser Infusion entspricht der normalen hepatischen Glucose-synthese und genügt meist bei Erkrankungen mit reduzierter Fastentoleranz, wie z.B. den Glykogenosen oder dem MCAD-Mangel. Die Glucosemenge ist ggf. unzu-reichend bei durch Katabolismus ausgelösten Erkrankungen, z.B. Organoacidurien oder Harnstoffzyklusdefekten. Sie kann bei mitochondrialen Erkrankungen (speziell dem PDH-Mangel) potenziell gefährlich sein, da eine hohe Glucosezufuhr eine Lactatacidose verstärken kann. Allerdings überwiegen die Vorteile der relativ hohen Glucosezufuhr die Risiken bei unbekannter Diagnose. Die Lactatkonzentration und der Säure-Basen-Status sollten regelmäßig kontrolliert werden.

Weiterführende Untersuchungen, z.B. EKG, Echokardiogramm, zerebrale Bildgebung, werden ensprechend üblicher Indikationen veranlasst. **Die Ergebnisse der Notfall-diagnostik sollen innerhalb von 30(–60) Min. vorliegen.** Zu diesem Zeitpunkt muss über weiterführende spezielle Untersuchungen und therapeutische Maßnahmen entschie-den werden.

Phase 2: Therapie und Spezialanalysen unter Berücksichtigung der initialen Befunde

Bei Vorliegen von ...
... Hypoglykämie: s.S. 6
... Hyperammonämie: s.S. 8
... metabolischer Acidose: s.S. 11
... erhöhten Lactatkonzentrationen: s.S. 13
... schwerer Hepatopathie: s.S. 19

Bei unspezifischen oder nicht richtungsweisenden Befunden und weiter bestehender Möglichkeit einer Stoffwechselerkrankung
- Fortsetzung der Glucoseinfusion
- Überprüfung von Anamnese und Befund, telefonische Beratung beim regionalen Stoffwechselzentrum
- nach Diskussion, Einsendung von Proben für spezielle Stoffwechselanalysen (Befunde, die für die Diagnose von behandelbaren Stoffwechselkrankheiten relevant sind, sollten innerhalb von 24 [maximal 48] Std. vorliegen):
  - Trockenblutkarte für Acylcarnitine und AS (Notfallanalyse)
  - Plasmaprobe für AS und ggf. andere Analysen
  - Urinprobe für einfache Stoffwechseltests und OS
- regelmäßige Kontrolle von Elektrolyten, Glucose, Lactat, Säure-Basen-Status (die Serumkonzentration von Natrium sollte deutlich unter 135 mmol/l liegen, um ein Hirnödem zu vermeiden)

Hypoglykämie

> Glucosekonzentration:
> 1 mmol/l = 18 mg/dl
> 10 mg/dl = 0,55 mmol/l

Definition der Hypoglykämie
BZ < 2,6 mmol/l (45 mg/dl) in allen Altersstufen

Differenzialdiagnostische Überlegungen
- *speziell beim Neugeborenen:* Hinweis auf nicht metabolische Ursache?
- *Anamnese:* Abstand zur letzten Mahlzeit (Hypoglykämie postprandial, nach Fasten), Medikamente, erratisch?
- *Untersuchung:* Hepatomegalie, Leberversagen oder -zirrhose, kleines Genitale, Hyperpigmentierung, Kleinwuchs?
- *Glucosebedarf:* > 10 mg/kg/Min. ist pathognomonisch für einen Hyperinsulinismus (S. 109) solange kein Glucoseverlust vorliegt (z.B. renal)
- *auszuschließen (beim Neugeborenen):* Sepsis, schwere Allgemeinerkrankung, Dystrophie, mütterlicher Diabetes mellitus

Laboratordiagnostik bei symptomatscher Hypoglykämie

Die Proben müssen *zeitgleich in der symptomatischen Hypoglykämie* abgenommen werden, da andernfalls Diagnosen übersehen werden können.

Essenziell
- **FFS + 3-Hydroxybutyrat** (Serum oder Plasma); Ketostix (Urin).
  Eine deutliche Erhöhung der *FFS* bedeutet, dass eine aktive Lipolyse eingesetzt hat und die Hypoglykämie mit einer Fastenreaktion assoziiert ist. In dieser Situation sind „normale" (niedrige) Konzentrationen der *Plasmaketone* (3-Hydroxybutyrat reicht aus) dringend verdächtig auf eine Störung der FS-Oxidation oder Ketogenese. Normalwerte s.S. 158.
- **Acylcarnitine** (Trockenblutkarte oder Plasma); mit diesem Test werden die meisten (nicht alle) FS-Oxidationsstörungen und viele Organoacidurien erkannt.
- **Hormone** (Serum): *Insulin* (n < 2–5 mU/l wenn BZ < 2,6 mmol/l [45 mg/dl]), *Cortisol* (n > 270 nmol/l)
- **Lactat** (Blut, Na-Fluorid-Röhrchen). Eine Erhöhung kann auf eine Leberfunktionsstörung oder gestörte Glykogenolyse/Gluconeogenese hinweisen, findet sich jedoch auch nach Krampfanfall oder einer schwierigen Blutentnahme (s.S. 13).
- **ein Ersatzröhrchen** (Serum oder Plasma) für ggf. notwendige weitere Analysen
- **OS** (Urin) → diverse Stoffwechselerkrankungen, die eine Hypoglykämie verursachen können

Weitere
- Blutgase, Blutbild, CRP, Elektrolyte, Phosphat, Leber- und Nierenwerte, CK, Harnsäure, Triglyceride, Carnitinstatus, Wachstumshormon
- NH_3 (EDTA-Vollblut) → z.B. Leberfunktionsstörung
- AS (Plasma)
- ggf. toxikologische Untersuchungen (inkl. C-Peptid)

Differenzialdiagnose

Hypoglykämie bei Frühgeborenen ist häufig Ausdruck einer Adaptationsstörung und benötigt oft keine umfassende Diagnostik. Häufigste Ursachen einer persistierenden Hypoglykämie beim Neugeborenen sind hormonelle Störungen, z.B. Hyperinsulinismus oder auch Hypopituitarismus. Durch *Hemmung der Lipolyse* finden sich dabei neben starker Hypoglykämie auch niedrige FFS und Ketone. *Regulationsstörungen* (z.B. ketotische Hypoglykämie, Glykogenose Typ III, Hypopituitarismus nach dem 1. Lj.) zeigen bei Hypoglykämie oft eine besonders ausgeprägte Ketose. *Störungen der FS-Oxidation und Ketogenese* führen bei Lipidkatabolismus zu Hypoglykämie mit erhöhten Spiegeln der FFS bei relativ niedrigen Ketonkonzentrationen. *Gluconeogenesestörungen* (auch Glykogenose Typ I) zeigen bei starker Hypoglykämie ausgeprägte Lactaterhöhungen; die Ketonkonzentrationen können erniedrigt oder auch deutlich erhöht sein.

Wie immer: Für jede Regel oder Vereinfachung gibt es Ausnahmen.

Ketonkörper normal (niedrig) bzw. unzureichend hoch		**FFS relativ niedrig:** Hyperinsulinismus, ↓ gegenregulatorische Hormone, z.B. Hypopituitarismus
		FFS stark erhöht: Störungen der FS-Oxidation oder Ketogenese
Ketonkörper erhöht		„ketotische Hypoglykämie", Organoacidopathien, ↓ gegenregulatorische Hormone (nach dem 1. Lj.), Glykogenosen Typ III und 0
Lactat erhöht (> 2 mmol/l)	ohne **Hepatomegalie**	Organoacidurien, Ketolysedefekte, Atmungskettendefekte, Oxidationsstörungen langkettiger FS (z.B. LCHAD-Mangel, S. 96)
	isolierte **Hepatomegalie**	Glykogenosen, Gluconeogenesedefekte
Hepatopathie		Fructoseintoleranz, Atmungskettendefekte, Oxidationsstörungen langkettiger FS, Tyrosinämie Typ I u.a.

Behandlung

- Glucose i.v. 7–10 mg/kg/Min. (Glucose 10 %: 110–150 ml/kg/Tag), BZ sollte über 5,5 mmol/l (100 mg/dl) liegen; falls i.v. Bolusgabe notwendig: nicht mehr als 200 mg/kg (Glucose 20 %: 1 ml/kg).
- Ergebnisse der Spezialdiagnostik abwarten und entsprechend behandeln
- ein hoher Glucosebedarf > 10 mg/kg/Min. oder Insulinwerte über der unteren Normgrenze während einer Hypoglykämie sind pathologisch und kennzeichnen fast immer einen Hyperinsulinismus, s.S. 103
- für Störungen der FS-Oxidation und Ketogenese s.S. 94

Hyperammonämie

NH_3-Konzentration: $\mu mol/l = \mu g/dl \times 0,59$

NH_3-Werte:	Neugeborene:	gesund	< 110 $\mu mol/l$
		krank	bis zu 180 $\mu mol/l$
		V.a. Stoffwechselerkrankung	> 200 $\mu mol/l$
	nach der Neugeborenenperiode		50–80 $\mu mol/l$
		V.a. Stoffwechselerkrankung	> 100 $\mu mol/l$

Blutprobe: ungestaute venöse (oder arterielle) Probe, auf Eis, sofort analysieren
Cave: NH_3-Konzentration im Gewebe ist 10 x höher als im Blut.
             Falsch erhöhte NH_3-Werte sind häufig.

Bei jedem Kind, das von einer akuten Stoffwechselerkrankung betroffen sein könnte, muss **frühzeitig die NH_3-Konzentration im Blut bestimmt** werden. Andernfalls könnte eine Hyperammonämie übersehen und dem Kind eine effektive Behandlung vorenthalten werden. Falls die „perfekte Probe" nicht möglich ist: trotzdem messen und ggf. wiederholen.

Ursachen

- *Harnstoffzyklusdefekte* (S. 61): Häufigste Ursache einer schweren Hyperammonämie, gekennzeichnet durch progrediente oder chronisch rezidivierende Enzephalopathie. Kann initial mit einer respiratorischen Alkalose (zentraler Effekt der Hyperammonämie) aber auch einer metabolischen Alkalose oder Acidose assoziiert sein. Kurze Zeitspanne von den ersten Symptomen bis zur irreversiblen Hirnschädigung – rasches und effektives Handeln ist von höchster Bedeutung!
- *Organoacidurien* (z.B. PA; S. 65) – etwa 30 % aller schweren neonatalen Hyperammonämien: blockierte Harnstoffsynthese aufgrund einer gestörten Synthese von N-Acetylglutamat (Mangel an Acetyl-CoA, Enzymhemmung durch OS). Häufig frühe (Lactat-)Acidose (*Achtung:* gelegentlich Alkalose durch Erbrechen oder Hyperammonämie). Die NH_3-Konzentration erlaubt meist keine Unterscheidung zwischen Harnstoffzyklusdefekten und Organoacidurien.
- *schweres Leberversagen* (cave: erhöhte Transaminasenaktivitäten oder niedrige Prothrombinzeit finden sich auch bei Harnstoffzyklusdefekten)
- *transiente Hyperammonämie* durch offenen Ductus venosus, speziell bei Neugeborenen mit Atemnotsyndrom – Ratio Plasma-Gln/NH_3 < 1,6 $\mu mol/\mu mol$
- *erhöhte Muskelaktivität* während Beatmung, Atemnotsyndrom oder kurz nach einem generalisierten Krampfanfall – NH_3-Werte selten über 180 $\mu mol/l$

Notfallanalysen und Differenzialdiagnose

Bei allen Reifgeborenen *mit NH_3 > 200 $\mu mol/l$* besteht der *dringende Verdacht auf eine Stoffwechselerkrankung.* Da verschiedene Ursachen der Hyperammonämie unterschiedlich behandelt werden, ist eine frühe exakte Diagnose von großer Bedeutung. Die Ergebnisse aller Laboranalysen sollten innerhalb weniger Stunden vorliegen, ggf. auch nachts. **Notdienst des Stoffwechselzentrums anrufen, Proben per Taxi verschicken!**

Untersuchungen
- Basisdiagnostik (S. 1)
- AS in Plasma und Urin
- OS und Orotsäure in Urin
- Acylcarnitine in einer Trockenblutkarte

Differenzialdiagnose

Plasma-Citrullin	Weitere Befunde	Diagnose
Niedrig (meist)	↑↑ Orotsäure	OTC-Mangel
	spezifische Acylcarnitine und OS	Organoacidurie, z.B. PA oder MMA
	↓–n Orotsäure	Carbamylphosphat-Synthetase-Mangel, Acetylglutamat-Synthetase-Mangel
> 30 μM	↑ Orotsäure	lysinurische Proteinintoleranz
> 50 μM	↓–n Orotsäure, ↑ Lactat	PC-Mangel (neonatal)
100–300 μM	↑ Argininosuccinat	Argininbernsteinsäurekrankheit
> 1 000 μM	↑ Orotsäure	Citrullinämie

Notfalltherapie

> Bei gesicherter Hyperammonämie müssen rasch *alle* Behandlungsoptionen gebahnt werden. Bei NH_3 > 500 μmol/l sollte umgehend eine extrakorporale Entgiftung eingeleitet werden. Auch eine konservative Therapie bedarf häufiger Kontrollen von NH_3 und Plasma-AS, und der Patient sollte in der Regel *in das nächste Stoffwechselzentrum verlegt werden.* Zentralvenöse und arterielle Zugänge anlegen.

Prinzipien
- Stopp der Proteinzufuhr; Umkehr einer katabolen Stoffwechsellage
- NH_3-Entgiftung (Medikamente, extrakorporale Entgiftung)
- Ersatz von Intermediaten des Harnstoffzyklus (Arginin oder Citrullin); Unterstützung des mitochondrialen Stoffwechsels mit Carnitin
- Unterstützung der renalen NH_3-Ausscheidung (reichlich Flüssigkeit, ggf. Diuretika)

Erstinfusion (über 2 Std.)
- Glucose 10 mg/kg/Min. (10 % Lösung: 12 ml/kg/2 Std.) mit adäquaten Elektrolyten
- *Arginin-HCl* 360 mg/kg (= 2 mmol/kg = 2 ml/kg einer 1 M Lösung)
- *Na-Benzoat* 250 mg/kg (falls erhältlich: zusätzlich *Na-Phenylacetat* 250 mg/kg oder oral [i.v.] *Na-Phenylbutyrat* 250 mg/kg)
- *Carnitin* 100 mg/kg (weniger wenn eine FS-Oxidationsstörung infrage kommt)
- ggf. Ondansetron (Zofran®) 0,15 mg/kg i.v. Bolus beim nicht komatösen Kind (die oben genannte Infusion kann Übelkeit und Erbrechen verursachen)

Arginin, Na-Benzoat und Carnitin können in Glucose 10 % gemischt und als Bypass zur regulären Infusion gegeben werden.

Regelmäßige BZ-Kontrollen, ggf. zusätzlich Insulin, NH_3-Kontrolle nach 2 Std.

Info: *Na-Benzoat und -Phenylbutyrat* (für orale Gabe erhältlich; Vorläufer von *Na-Phenylacetat*) ermöglichen eine zusätzliche Stickstoffausscheidung durch Bindung von Glycin bzw. Glutamin. Es ist z.T. umstritten, ob diese Substanzen vor der endgültigen Diagnosestellung gegeben werden dürfen, da es *bei Organoacidurien theoretisch zur intramitochondrialen CoA-Verarmung* kommen könnte. Die Substanzen werden jedoch in vielen Stoffwechselzentren regelmäßig und offensichtlich ohne negative Effekte auch für die NH_3-Entgiftung bei Organoacidurien (speziell PA) verabreicht. Na-Benzoat und -Phenylacetat sind in hoher Konzentration (> 2 mM bzw. 4 mM) *toxisch.* Eine Kontrolle der Na-Benzoat-Konzentration im Plasma wird beim Neugeborenen (speziell mit Ikterus) empfohlen, ist aber in den meisten Zentren nicht möglich; das Toxizitätsrisiko wird bei einer Dosierung bis 250 mg/kg/Tag als gering angesehen. Besonders bei Behandlung mit Na-Benzoat und -Phenylbutyrat müssen *regelmäßig die Elektrolyte kontrolliert* werden (Na^+ zu hoch, K^+ zu niedrig? – 250 mg/kg Na-Benzoat bzw. -Phenylbutyrat enthalten 1,74 mmol bzw. 1,35 mmol Na^+).

Extrakorporale Entgiftung
Bei NH_3 > 500 µmol/l (> 850 mg/dl) unverzüglich einleiten, möglichst durch Hämodiafiltration, ggf. Hämofiltration oder -dialyse. Peritonealdialyse ist nicht effektiv. Eine Austauschtransfusion erhöht die Protein-/NH_3-Belastung und ist nicht sinnvoll.

Carbamylglutamat 100 mg/kg/Tag in 3 Dosen oral ist zu erwägen, wenn die Befunde auf einen CPS-I- oder NAGS-Mangel hinweisen (akute Hyperammonämie, jedoch normale Konzentrationen von Orotsäure und anderen spezifischen Metaboliten; s.S. 63 bzw. 64).

Weiterbehandlung der Hyperammonämie
Dauerinfusion (über 24 Std.)
- *Arginin-HCl* (180–)360 mg/kg (an Plasmaspiegel anpassen: Ziel 80–150 µmol/l; bei Diagnose einer Argininämie oder lysinurischen Proteinintoleranz absetzen.
- *Na-Benzoat* 250 mg/kg (bis 500 mg/kg bei bestätigten Harnstoffzyklusdefekten, sofern die Plasmaspiegel kontrolliert werden können).
  Na-Phenylacetat/-Phenylbutyrat 250 mg/kg sofern erhältlich, ansonsten oral (wenn toleriert) *Na-Phenylbutyrat* 250–500 mg/kg/Tag in 3 Dosen.
- *Carnitin* 100 mg/kg/Tag (kann nach Bestätigung eines Harnstoffzyklusdefektes abgesetzt werden)
- *Glucose* 10–20(–30) g/kg, ggf. Insulin 0,1–1 IU/kg/Std., wenn BZ > 200 mg/dl
- *Intralipid* 0,5–1 g/kg (bis zu 3 g/kg – Triglyceride kontrollieren) nach Ausschluss einer langkettigen FS-Oxidationsstörung (Acylcarnitine!)
- adäquate Zufuhr von Flüssigkeit und Elektrolyten
- falls nötig: *antiemetische Behandlung* mit Ondansetron (Zofran® 0,15–0,5 mg/kg)

Behandlung nach Diagnose: Harnstoffzyklusdefekte s.S. 61, Organoacidurien s.S. 65.

Die **Prognose** eines Harnstoffzyklusdefektes ist schlecht, wenn
- protrahiertes Koma über > 36 Std. vor Beginn der spezifischen Therapie
- (NH_3-Konzentration in µmol/l) x (Dauer des Komas in Tagen) > 4 000

Metabolische Acidose und Ketose

Normwerte: ph $\quad$ 7,37–7,43

PaO_2 $\quad$ 70–100 mm Hg (9,3–13,3 kPa)

$PaCO_2$ $\quad$ 27–40 mm Hg (3,6–5,3 kPa)

HCO_3^- (arteriell) $\quad$ 21–28 mmol/l

Anionenlücke = $[Na^+] - [Cl^- + HCO_3^-]$ $\quad$ 7–16 mmol/l

Eine metabolische Acidose ist gekennzeichnet durch erniedrigte ph-, HCO_3^-- und $PaCO_2$-Werte.

Differenzialdiagnose

Acidose durch	*Typische Befunde*
Renaler Verlust von Bicarbonat	normale Anionenlücke, ↑ Cl^-, Urin-ph > 5 (bei Acidose); *renales Fanconi-Syndrom:* zusätzlich Zeichen der renal-tubulären Funktionsstörung (erhöhte Urinkonzentration von Glucose, reduzierenden Substanzen, Phosphat, AS)
Intestinaler Verlust von Bicarbonat	Durchfall; normale Anionenlücke, ↑ Cl^-; Urin-ph ggf. erhöht durch Hypokaliämie und sekundär erhöhtes Urin-NH_4^+
Organische Säuren (z.B. Lactat, Ketone)	erhöhte Anionenlücke

Renale Ursachen einer Acidose (renal-tubuläre Acidose, RTA)

Primärer Befund bei
- verschiedenen Formen der primären RTA (verschiedene Erbgänge)
- M. Fanconi-Bickel (Glykogenose Typ XI, Mangel des Glucosetransporters Glut2, S. 106): RTA, Aminoacidurie, Phosphaturie, Glucosurie, Fasten-Hypoglykämie
- Lowe- (okulozerebrorenales) Syndrom: RTA, Katarakt, Glaukom, Hypotonie
- Osteopetrose: RTA, typische Knochenveränderungen
- Cystinose: Nephropathie, endokrine und neurologische Störungen, Kleinwuchs, Photophobie; s.S. 122

Begleitbefund bei
- Tyrosinämie Typ I, s.S. 72
- hereditäre Fructoseintoleranz, s.S. 102
- Glykogenose Typ I, s.S. 104
- Mitochondriopathien, s.S. 87
- MMA (chronische Nephropathie), s.S. 66

Metabolische Acidose durch Akkumulation von organischen Anionen

Erworbene Ursachen
- schwere Infektionen, Sepsis
- fortgeschrittener Katabolismus
- Gewebehypoxie
- Dehydration
- Vergiftung

Untersuchungen: Identifikation der ursächlichen Säure(n)
- Lactat im Blut
- Ketone im Blut (3-Hydroxybutyrat)
- OS im Urin
- Plasma-AS
- Carnitinstatus (freies Carnitin und Gesamtcarnitin)
- Acylcarnitine (Trockenblutkarte)

Differenzialdiagnose (primäre Stoffwechselkrankheiten)

Ketone	Lactat	Andere organische Säuren	BZ	NH$_3$	Verdachtsdiagnose
+–++	(n–)++	++	variabel	n–↑	Organoacidurien (MMA, PA, IVA)
+++	n	++	variabel	n–↑	Oxothiolasemangel
+++	n–↑	++	hoch	niedrig	Diabetes mellitus
n–++	+++	variabel	variabel	n–↑	Atmungskettendefekte, PDH-Mangel
n–++	++	variabel	niedrig	n	Störungen der Gluconeogenese, Glykogenosen
niedrig	n–++	+	niedrig	n–↑	FS-Oxidationsstörungen

Ketose

Eine Ketose ist ein physiologischer Zustand bei längeren Nüchternperioden, Katabolismus oder ketogener Ernährung. Bei manchen Kinder ist sie mit Übelkeit und Erbrechen assoziiert; dem „ketonämischen Erbrechen" des Kleinkindes mit normalem BZ liegt fast nie ein primärer Stoffwechseldefekt zu Grunde. Eine permanente Ketose kann in seltenen Fällen auf einen Ketolysedefekt hinweisen. Eine Ketose mit zusätzlichen biochemischen Auffälligkeiten findet sich oft bei Erkrankungen, die den mitochondrialen Stoffwechsel stören (speziell Organoacidurien, aber auch Atmungskettendefekten). Zur Differenzialdiagnose zählt auch der Diabetes mellitus. *Eine Ketonurie beim Neugeborenen ist oft ein wichtiger Hinweis auf eine angeborene Stoffwechselerkrankung.*

Eine *Ketose mit Nüchternhypoglykämie* findet sich als Regulationsstörung (Normvariante) häufig bei Kleinkindern, selten bei NNR-Insuffizienz oder Glykogenose Typ 0. Eine postprandiale Ketose und Lactatacidose in Assoziation mit Fastenhypoglykämie und Hepatomegalie kann auf eine Glykogenose Typ III oder eine andere Glykogenose hinweisen (s. auch S. 104).

Erhöhtes Lactat

Lactatkonzentration: mmol/l = mg/dl x 0,11

Normwerte: *Blut* < 2,1 mmol/l (< 19 mg/dl)
             Liquor < 1,8 mmol/l (< 16 mg/dl)
Blutprobe: ungestaute Vene (Kopf, i.v. Zugang) oder Arterie, ruhiges Kind
             Na-Fluorid-Röhrchen

Die Analyse von Pyruvat ist in der Regel *nicht indiziert; s*ie kann bei erhöhtem Lactat evtl. zur Bestimmung des Lactat/Pyruvat-Quotienten (Redoxstatus, Norm < 20) erwogen werden (dazu ist eine Perchlorsäureextraktion notwendig, s.S. 38). *Alanin* (AS im Plasma) spiegelt die Konzentration von Pyruvat (und indirekt Lactat) wider, wird aber durch Stauen nicht beeinflusst. Norm < 450 µmol/l, Alanin/Lysin-Quotient < 3.

Differenzialdiagnose

Die Unterscheidung zwischen primärer und sekundärer Lactatacidose ist nicht immer einfach. Bei allen Patienten mit neurologischer Symptomatik, die eine Lumbalpunktion erhalten, sollte routinemäßig das Liquorlactat bestimmt werden.

Sekundäre Ursachen
- am häufigsten: gestaute oder erschwerte Blutentnahme
- Muskelarbeit, Beatmung, Krampfanfall (Lactat bis 4–6 mmol/l)
- schwere Allgemeinerkrankung: zentrale/periphere Hypoxie oder Ischämie, Schock, Kardiomyopathie, Herz-, Leber- oder Nierenversagen, Sepsis, Diabetes mellitus usw.
- jede schwere Stoffwechselerkrankung
- renal-tubuläre Erkrankung, Hyperchlorämie, Harnwegsinfekt (Lactaturie)
- Medikamente (Biguanide); Vergiftung (z.B. Ethanol)
- ggf. Thiaminmangel (S. 153)

Stoffwechselkrankheiten
- Störungen der Atmungskette oder des Citratzyklus
- Störungen der PDH oder PC
- Oxidationsdefekte langkettiger FS
- Organoacidopathien, Biotinstoffwechselstörungen
- Glykogenosen, Störungen der Gluconeogenese

Laboranalysen
- *Acylcarnitine* → zuverlässige Diagnose der meisten FS-Oxidationsdefekte
- *Ketose* → Verdacht auf eine primäre Stoffwechselerkrankung (Blockierung des Citratzyklus, nicht bei PDH-Mangel und FS-Oxidationsdefekten)
- *postprandialer Anstieg* der Lactat- (> 20 %) oder Ketonkörperwerte (paradoxe Keton-ämie) → PDH-Mangel, Atmungskettendefekt; Anstieg nach Glucosebelastung auch bei Glykogenosen Typ 0, III, VI
- *postprandialer Abfall* der Lactatwerte und ggf. Nüchternhypoglykämie → FS-Oxidationsdefekte, Glykogenose Typ I, Gluconeogenesedefekte

Behandlung

Die Therapie ergibt sich aus der Primärdiagnose. Bezüglich Diagnose und Therapie der primären Lactatacidose oder Mitochondriopathie s.S. 87.

Psychomotorische Retardierung

Viele Stoffwechselkrankheiten verursachen eine Hirnschädigung, die oft chronisch progressiv (kontinuierlich oder krisenhaft) verläuft, nicht selten zum Verlust von erlernten Fähigkeiten führt und meist alle Entwicklungsbereiche betrifft. Manchmal berichten die Eltern von Verhaltensstörungen wie Hyperaktivität, Irritabilität, Aggressivität oder Schlafstörungen. Die sorgfältige neurologische Untersuchung zeigt ggf. objektive Auffälligkeiten, z.b. des Muskeltonus. Die übrigen Organsysteme sollten klinisch bzw. durch Ultraschall (Abdomen) oder Röntgen (Skelett) abgeklärt werden. MRT, Liquoranalysen, EEG und neurologische Untersuchungen sind nur bei schwer betroffenen Kindern bzw. im Einzelfall indiziert.

Laboruntersuchungen bei isolierter mentaler Retardation ohne Dysmorphiezeichen
- Basisdiagnostik (S. 1)
- Kreatindiagnostik im Urin (→ Kreatintransportermangel s.s. 99)
- Schilddrüsenwerte
- genetische Analysen, z.B. Chromosomen, Fragiles-X-Syndrom; ggf. Rett-Syndrom usw.

Weiterführende Diagnostik bei psychomotorischer Retardierung
und neurologischen Auffälligkeiten
- Urin: Vortests, OS, GAG, Oligosaccharide, Sialinsäure
- Plasma/Serum: AS quantitativ
- Biotinidaseaktivität, sofern nicht bereits im NG-Screening getestet (Trockenblutkarte)
- ggf. Purine und Pyrimidine (Urin), Glykosylierungsanalyse (CDG, S. 131)
- ggf. Ausschluss eines Thiaminmangels (S. 153)

Weiterführende Diagnostik bei psychomotorischer Retardierung und Dysmorphiezeichen
- Sterole, peroxisomale Diagnostik (überlangkettige FS, Phytansäure, Plasmalogene)
- Glykosylierungsanalyse (CDG, S. 131)
- weitere genetische Analysen, z.B. Screening auf Subtelomerdeletionen

Psychomotorische Retardierung und ...
... progredienter Verlust von gelernten Fähigkeiten, Organomegalie: ggf. lysosomale Erkrankungen (S. 111)
... Multisystemerkrankung: ggf. Mitochondriopathien (S. 87), peroxisomale Erkrankungen (S. 123), Glykosylierungsstörungen (CDG, S. 131)
... Hepatopathie: s.S. 19
... progrediente Myopie, Linsendislokation: Homocysteinanalyse (S. 32)
... Kardiomyopathie: s.S. 16
... auffällige Haare: ggf. M. Menkes (S. 152)
... Epilepsie: s.S. 15
... Makrozephalie: Organoacidurien (Glutaracidurie Typ I, M. Canavan usw.), lysosomale Erkrankungen. MRT ist u.a. zum Ausschluss eines Hydrozephalus wichtig. Eine kürzlich identifizierte Leukodystrophie, die megalenzephale Leukodystrophie mit subkortikalen Zysten (MLC), kann nur über ein MRT erkannt werden.

Epileptische Enzephalopathie

Epileptische Krampfanfälle finden sich bei zahlreichen Stoffwechselkrankheiten, besonders häufig bei solchen, die die graue Hirnsubstanz betreffen. Alle Kinder mit Epilepsie und anderen Symptomen wie Gedeihstörung, mentaler Retardierung oder neurologischen Auffälligkeiten benötigen eine umfassende Stoffwechseldiagnostik.

Labordiagnostik
- Basisdiagnostik (S. 1)
- Urin: Vortests (speziell auch den Sulfittest auf Sulfit-Oxidase-Mangel, S. 77), OS, Purine und Pyrimidine, Kreatinmetabolite
- Plasma: AS quantitativ, Homocystein
- Serum: Glykosylierungsanalyse (CDG, S. 131)
- Liquor: Protein, Glucose, Lactat, AS quantitativ, Neurotransmitter (S. 42)
  - Glycin Liquor/Plasma-Quotient > 0,06: nichtketotische Hyperglycinämie, S. 80
  - Glucose Liquor/Plasma-Quotient < 0,35: Glucosetransportermangel, S. 149
  - Serin Liquor/Plasma-Quotient < 0,2: Serinsynthesestörungen, S. 79
- Biotinidaseaktivität (Trockenblutkarte)

Erwäge
- neuronale Ceroidlipofuscinose, S. 122
- andere lysosomale Erkrankungen, S. 111
- peroxisomale Erkrankungen, S. 123
- Mitochondriopathien, S. 87
- Choreoakanthozytose, S. 153

Versuche
- Pyridoxin 100(–500) mg i.v.: Vitamin-B_6-responsive Epilepsie, S. 148
- PLP 30 mg/kg oral: PLP-responsive Epilepsie, S. 148
- Folinsäure 3 mg/kg i.v.: Folinsäure-responsive Epilepsie, S. 149

Muskuläre Hypotonie

Eine Muskelhypotonie ist ein häufiges Symptom bei Stoffwechselkrankheiten, meist zusammen mit anderen Symptomen wie Lethargie oder Koma, Epilepsie, neurologischen Auffälligkeiten oder Störungen anderer Organsysteme. Isoliert findet sie sich häufiger bei primären neuromuskulären Erkrankungen oder dem Prader-Willi-Syndrom.

Diagnostik
- Basisdiagnostik (S. 1), Elektrolyte, CK
- Urin: Vortests, OS, Oligosaccharide
- Plasma: quantitative Bestimmung von AS
- Serum: Carnitin (frei und gesamt), peroxisomale Diagnostik (S. 37)
- Trockenblutkarte: Acylcarnitine, Biotinidaseaktivität

Erwäge
- Mitochondriopathien (S. 87), Oxidationsstörungen der (langkettigen) FS und Störungen des Carnitinzyklus (S. 94)
- M. Pompe (S. 103), peroxisomale Erkrankungen (S. 124); CDG (S. 131)
- Ursachen einer epileptischen Enzephalopathie, S. 15

Belastungsintoleranz

Belastungsabhängige Schmerzen, Muskelkrämpfe und Muskelfaseruntergang können durch Störungen der zellulären Energieversorgung im Muskel verursacht werden.

Differenzialdiagnose
- Störungen der Glyko(-geno-)lyse, z.B. Phosphorylasemangel im Muskel: s.S. 104
- Störungen der FS-Oxidation, z.B. CPT2-Mangel: s.S. 95
- Mitochondriopathien: s.S. 87
- Störungen des Purinnukleotidzyklus: Myoadenylat-Desaminase-Mangel, S. 141

Anamnese
- Wann fängt der Schmerz an?
  - *Störungen der Glyko(-geno-)lyse:* Symptome typischerweise zu Beginn einer starken Anstrengung, ggf. besser nach kurzer Pause („second wind"-Phänomen)
  - *Störungen der FS-Oxidation:* Symptome typischerweise während längerer Anstrengung und in der Erholungsphase
  - *Störungen der Atmungskette:* Belastungsfähigkeit durchgehend eingeschränkt
- dunklere Urinfarbe nach Belastung (Myoglobinurie?)
- andere Probleme, z.B. hämolytische Anämie (Störungen der Glykolyse), Reye-artige Episoden (Störungen der FS-Oxidation)?

Untersuchungen
- Muskelenzyme; CK, LDH und Isoformen, Aldolase, Transaminasen, Harnstoff, Kreatinin, Schilddrüsenhormone; Myoglobin (Urin): ggf. erhöht während oder nach akuten Episoden
- Acylcarnitine (Trockenblutkarte)
- Unterarmischämietest (S. 52)

Kardiomyopathie

Verschiedene Stoffwechselkrankheiten manifestieren sich klinisch primär mit einer (oft dilatativ-hypertrophen) Kardiomyopathie, z.T. mit schweren Arrhythmien. Meist ist auch die Skelettmuskulatur mehr oder weniger diskret betroffen. Differenzialdiagnostisch wichtig ist der Nachweis weiterer Zeichen einer Systemerkrankung wie neurologische Auffälligkeiten, Leberfunktionsstörungen, Merkmale einer Speicherkrankheit oder Stoffwechselentgleisungen.

Fibroelastose des Endokards: Verdickung und Versteifung des Endokards; zahlreiche Ursachen wie Stoffwechselkrankheiten, virale Myokarditis oder „idiopathisch".

Differenzialdiagnose

Erkrankung/Gruppe	Weitere Merkmale (variabel)	Alter	Seite
M. Pompe (infantil)	sehr hypoton, typisches EKG	0–1 Jahre	105
FS-Oxidations-störungen	Enzephalopathie, Fastenhypoglykämie, Lactatacidose, Leberfunktionsstörung	0–2 Jahre	94
Mitochondriopathie	Lactatacidose; Herzblock usw.	jedes Alter	87
Barth-Syndrom	3-Methylglutaconacidurie; Neutropenie	0–2 Jahre	92
MPS I, II und VI	Zeichen einer „Speicherkrankheit"	jedes Alter	112

Begleitbefund bei:

Erkrankung/Gruppe	Weitere Merkmale (variabel)	Seite
Organoacidurien (z.B. Propionacidurie)	metabolische Acidose, Ketose	65
Hämochromatose	Leberfunktionsstörung	154
Angeborene Glykosylierungs-störungen (CDG)	Multisystemerkrankung, Perikarderguss	131
Glykogenosen III, IV	Hepatomegalie, Hypoglykämie	103
Lysosomale Erkrankungen	Herzbeteiligung oft valvulär, oft mild oder spät	111
Arteriosklerose	z.B. Homocystinurie, homozygoter LDL-Rezeptor-Mangel	77, 135
Mangel von Vitaminen und Spurenelementen	z.B. Selen, Thiamin	152, 153

Labordiagnostik
- Basisdiagnostik (S. 1), wiederholt Lactat, CK, Transaminasen
- Urin: Vortests, OS, GAG, Oligosaccharide
- Lymphozytenvakuolen
- Trockenblutkarte: Acylcarnitine
- Serum: Carnitin (frei und gesamt), CDG-Diagnostik; Selen, Thiamindiagnostik

Erwäge
- Enzymanalysen in Leukozyten (u.a. α-Glucosidase [M. Pompe])
- Hautbiopsie für Enzymanalysen
- Skelettmuskelbiopsie zum Nachweis einer Skelettmuskelbeteiligung (Histologie, Histochemie, Elektronenmikroskopie, biochemische und funktionelle Analysen)
- Leberbiopsie bei deutlicher Leberfunktionsstörung
- im Sonderfall: Endokardbiopsie (entzündliche Veränderungen, Viruspartikel, Zeichen einer mitochondrialen Dysfunktion, lysosomale Speicherung, Akkumulation von Lipiden oder Glykogen)

Dysmorphiezeichen

Die meisten Störungen des Intermediärstoffwechsels („small molecule disorders") manifestieren sich erst nach Geburt, da die Stoffwechselhomöostase durch die Plazenta gewährleistet ist. Morphologische Auffälligkeiten mit pränatalem (oder postnatalem) Beginn finden sich eher bei Stoffwechselkrankheiten ...

... welche die Struktur von Makromolekülen verändern, z.B. peroxisomale Erkrankungen und angeborene Glykosylierungsstörungen;

... welche zur intrazellulären Akkumulation pathologischer Metaboliten führen, z.B. lysosomale Erkrankungen;

... welche Signalwege beeinträchtigen, z.B. Störungen der Sterolsynthese;

... welche den Energiestoffwechsel stören, z.B. der PDH-Mangel.

Die zerebrale Bildgebung zeigt dabei häufig strukturelle Auffälligkeiten, z.b. neuronale Migrationsstörungen bei peroxisomalen Erkrankungen oder Hirnfehlbildungen bei Mitochondriopathien. Ein progredienter oder dynamischer Krankheitsverlauf kann auf einen metabolischen Prozess hinweisen, manchmal findet sich jedoch lediglich eine mentale Retardierung mit milden Dysmorphiezeichen (s. dazu auch S. 14).

Peroxisomale Erkrankungen (S. 124)
Die schwersten Formen der peroxisomalen Erkrankungen (Zellweger-Syndrom) zeigen bei Geburt typische faziale Anomalien (u.a. hohe Stirn, flache und breite Nasenwurzel, Epikanthus, Ohranomalien). Skelettauffälligkeiten finden sich am deutlichsten bei der rhizomelen Chondrodysplasia punctata.

Lysosomale Speicherkrankheiten (S. 111)
Abgesehen von den seltenen Fällen eines nicht immunologischen fetalen Hydrops sind Kinder mit lysosomalen Erkrankungen bei Geburt meist unauffällig (Ausnahme u.a. I-Zell-Krankheit). Morphologische Veränderungen zeigen sich im Verlauf der ersten Lebensmonate und -jahre: „Vergröberung" der Gesichtszüge, Skelettveränderungen (Dysostosis multiplex, Kleinwuchs), Veränderungen von Haut und Haar, Organomegalie.

Sterolsynthesestörungen (S. 127)
Cholesterol hat eine wichtige Rolle im embryonalen Hedgehog-Signalweg. Störungen in diesem Berich sind zumindest teilweise für die typischen Fehlbildungen des Smith-Lemli-Opitz-Syndroms (Mikrozephalie, auffällige Fazies, Syndaktylie der Zehen, Genitalanomalien bei Jungen) und anderer Sterolsynthesestörungen verantwortlich.

Störungen des Energiestoffwechsels (S. 87)
Neugeborene mit Mitochondriopathien zeigen gelegentlich diskrete Dysmorphien, die jedoch diagnostisch meist nicht richtungsweisend sind, da andere Probleme im Vordergrund stehen. Kinder mit schwerem PDH-Mangel können an ein fetales Alkoholsyndrom erinnern.

Andere Erkrankungen mit morphologischen Auffälligkeiten
- M. Menkes, S. 152
- angeborene Glykosylierungsstörungen, S. 131
- Homocystinurie, S. 77

Diagnostik: s.S. 14, psychomotorische Retardierung und Dysmorphiezeichen

Hepatopathie

Manifestationsmuster

Akute und chronische Leberfunktionsstörungen können assoziiert sein mit

- Gedeihstörung, Muskelschwund, rezidivierenden Infekte
- Enzephalopathie: Lethargie bis hin zum Koma, Verhaltensänderungen, intellektueller Abbau, Pyramidenbahnzeichen
- Blutungsneigung (Nasenbluten, Hämatome, blutiges Erbrechen)
- Zeichen des Pfortaderhochdrucks: Splenomegalie, Aszites, Umgehungskreisläufe
- Nierenfunktionsstörungen – bei vielen Stoffwechselstörungen sind Leber und Niere betroffen, eine Nierenfunktionsstörung kann aber auch Ursache oder Folge einer Leberfunktionsstörung sein

Hepatomegalie
Ursachen einer vergrößerten Leber umfassen u.a. eine erhöhte Zellgröße durch Speicherung (z.b. von Fetten, Glykogen, lysosomalen Substraten, Eisen), Entzündung bzw. Ödem, Tumoren (z.b. bei Tyrosinämie Typ I), venöser Rückstau oder Gallengangsobstruktion.

- Konsistenz?
  - weich (z.B. Glykogenose)
  - fest (z.B. lysosomale Speicherkrankheiten)
  - hart und irregulär (Zirrhose, z.B. bei Tyrosinämie Typ I)
- assoziiert mit Splenomegalie?
  - Zeichen eines Pfortaderhochdrucks (Zirrhose) als Ursache der Splenomegalie?
  - Zeichen einer generalisierten Speicherkrankheit? Die Leberzellfunktion ist bei vielen lysosomalen Speicherkrankheiten normal.
  - Hinweise auf eine maligne Erkrankung (Leukämie)?
- metabolische Störungen oder andere Auffälligkeiten?
  - Hypoglykämie (z.B. Glykogenose)
  - Nephropathie (Tyrosinämie Typ I, M. Fanconi-Bickel)
  - Gerinnungsstörung (Tyrosinämie Typ I)

Eine Hepatomegalie ist eine häufige Manifestationsform zahlreicher unterschiedlicher chronischer Lebererkrankungen (z.B. α_1-Antitrypsin-Mangel, M. Wilson).

Cholestase
Eine Cholestase kann durch eine hepatozelluläre Funktionsstörung oder eine Obstruktion der intra- bzw. extrahepatischen Gallenwege verursacht werden und zeigt sich typischerweise mit Ikterus und/oder Pruritus. **Babys und Kleinkinder mit Cholestase sollten umgehend an einen Spezialisten überwiesen werden.** Häufig finden sich Xanthome und deutlich erhöhte Cholesterolwerte im Serum. Eine anikterische Cholestase oder erhöhte Transaminasen- und AP-Aktivitäten bei normaler GGT findet sich bei Störungen der Gallensäurensynthese oder -sekretion wie auch bei Erkrankungen mit primärer Gallengangshypoplasie, z.B. dem *Alagille-Syndrom*. Ein *Cortisolmangel* kann sich mit Cholestase und Hypoglykämie manifestieren. Eine neonatale intrahepatische Cholestase findet sich auch beim Citrinmangel (Citrullinämie Typ II).

Diagnostik (ohne immunologische bzw. infektiöse Ursachen)

Allgemeine Labordiagnostik
- Routineparameter inkl. Blutbild, BZ, Nierenfunktionstests, Kreatinin, Harnstoff, Harnsäure, CK, Phosphat
- metabolische Basisdiagnostik (S. 1)

Leberfunktionstests
- Transaminasen (ALT/SGOT, AST/SGPT) → hepatozelluläre Schädigung
- γ-Glutamyl-Transpeptidase (GGT) → Cholestase > hepatozelluläre Schädigung
- alkalische Phosphatase (AP) → Cholestase
- Gallensäuren gesamt → Cholestase
- Bilirubin (frei und konjugiert)
- Synthesefunktionen: Albumin, Präalbumin, Gerinnung, Gerinnungsfaktoren (eine erhöhte Prothrombinzeit aufgrund eines diätetischen Vitamin-K-Mangels sollte innerhalb weniger Stunden nach Vitamin-K-Gabe reversibel sein)
- Lipidanalysen: Triglyceride, Cholesterol

Weiterführende Diagnostik
- AS (Plasma) (cave: erhöhte Tyrosinwerte finden sich bei Leberfunktionsstörungen jeglicher Ursache und bedeuten nicht automatisch eine Tyrosinämie Typ I)
- OS (Urin) (auf Succinylaceton achten)
- Acylcarnitine (Trockenblutkarte), Carnitinstatus (Serum)
- Galactose, Gal-1-phosphat, GALT-Aktivität
- Eisen und Ferritin
- Kupfer und Coeruloplasmin (bei Kindern > 4 Jahren)
- α_1-Antitrypsin, Konzentration und Phänotyp (s. auch S. 154)
- Schweißtest (Mukoviszidose)
- AFP
- Gallensäurenanalytik (Urin)
- ggf. CDG-Analytik, lysosomale Analytik
- ggf. Ausschluss Zöliakie (Antigliadin- und/oder Antiendomysium-Antikörper, Transglutaminase)

Differenzialdiagnose

- Hepatopathie nach Einführung von Fructose → hereditäre Fructoseintoleranz
- Nephropathie → Galactosämie, Tyrosinämie, hereditäre Fructoseintoleranz
- Speicherkrankheit → lysosomale Speicherkrankheit, Glykogenose
- neuromuskuläre Symptomatik → peroxisomale oder mitochondriale Erkrankung, Glykogenose, CDG, M. Wilson
- hämolytische Anämie → M. Wilson, hereditäre Fructoseintoleranz
- Katarakt → Galactosämie, peroxisomale oder lysosomale Erkrankungen, zerebrotendinöse Xanthomatose
- fetaler Hydrops: s.S. 26

Neonatales Leberversagen

Erkrankung	Wichtige Merkmale	Seite
Mitochondriale Hepatopathie, oft mtDNA-Depletion	muskuläre Hypotonie, Multisystemerkrankung, Enzephalopathie, ↑ Lactat	87
Neonatale Hämochromatose	hepatozelluläre Nekrose, Zirrhose; ↑↑ Ferritin, ↑↑ AFP; Transaminasen können niedrig sein	155
Galactosämie	Beginn nach Milchfütterung; Ikterus, Nephropathie	102
FS-Oxidationsstörung	(Kardio-)Myopathie, Hypoglykämie, ↑ Lactat	94
Harnstoffzyklusdefekte	↑↑ NH_3	61
M. Niemann Pick Typ C	Ikterus, Hypotonie, Hepatosplenomegalie	121
Glykosylierungsstörungen (CDG, z.B. Typ Ib)	Hepatomegalie, Leberfunktionsstörung, Protein-verlust-Enteropathie, Multisystemerkrankung	131

Selten: α_1-Antitrypsin-Mangel, Gallensäurensynthesestörungen

Schwerer Neugeborenenikterus

Erkrankung	Wichtige Merkmale	Seite
α_1-Antitrypsin-Mangel	↓ α_1-Antitrypsin	154
M. Niemann Pick Typ C	Hypotonie, Hepatosplenomegalie	121
Galactosämie	Beginn nach Milchfütterung, Nephropathie	102
Gallensäurensynthesestörung	cholestatischer Ikterus, Malabsorption	130
Peroxisomale Erkrankungen (inkl. Zellweger)	schwere Hypotonie, Areaktivität, Epilepsie, Katarakt, Dysmorphie, Skelettdysplasie	124
Mevalonacidurie	Hepatosplenomegalie, Lymphadenopathie, Anämie	128
Tyrosinämie Typ I	schwere Gerinnungsstörung, Nephropathie, ↑ AFP	72
M. Crigler-Najjar	schwerer Neugeborenenikterus, Kernikterus	155
M. Rotor, M. Dubin-Johnson	Ikterus, normale Leberwerte	155
Progrediente familiäre intrahepatische Cholestase (inkl. M. Byler)	Cholestase mit hepatozellulärer Ursache; GGT kann normal sein	155
Alagille-Syndrom	typische Fazies, Herzfehler, Anomalien der Augen und Wirbelkörper, dominant erblich	156
Neonatale intrahepatische Cholestase (Citrinmangel)	Citrullinämie Typ II; ↑ Cit, Thr, Met, Tyr, Lys, Arg; n-↑ Galactose; in Ostasien häufig; spontane Verbesserung	64

Andere Ursachen: Mukoviszidose, Hypothyreose

Hepatomegalie + Hypoglykämie

Erkrankung	Wichtige Merkmale	Seite
Glykogenose I	Leberfunktionsstörung, Nephromegalie, $\uparrow\uparrow\uparrow$ Triglyceride, $\uparrow$ Harnsäure, $\uparrow$ Lactat	103
Glykogenose III	Kleinwuchs, Myopathie	105
M. Fanconi-Bickel	Tubulopathie, Glucose-/Galactoseintoleranz	106
Gluconeogenesestörungen	$\uparrow$ Lactat	103
Glykosylierungsstörungen (CDG, z.B. Typ Ib)	Hepatomegalie, Leberfunktionsstörung, Protein-verlust-Enteropathie, Multisystemerkrankung	131

Andere Ursachen einer neonatalen Hypoglykämie (s.S. 6)

Hepatosplenomegalie im Säuglingsalter

Erkrankung	Wichtige Merkmale	Seite
Lysosomale Speicherkrankheit	andere Merkmale einer Speicherkrankheit	111
Tangier-Krankheit	Polyneuropathie, orangefarbige Tonsillen, Hornhauttrübung	137
Leberzirrhose		
– α_1-Antitrypsin-Mangel		154
– Glykogenose IV		105
– Tyrosinämie Typ I		72

Eine isolierte *Hepatomegalie* kann durch jede chronische Leberfunktionsstörung wie auch durch zahlreiche andere Krankheiten verursacht sein. Eine isolierte *Splenomegalie* kann auf eine lysosomale Speicherkrankheit hinweisen; s.S. 111.

Infantiler cholestatischer Ikterus

Erkrankung	Wichtige Merkmale	Seite
Hereditäre Fructoseintoleranz	nach Einführung von Fructose: Hypoglykämie, Nephropathie, Gedeihstörung, $\uparrow$ Harnsäure	101
Gallensäurensynthesestörung	Cholestase z.T. anikterisch; Malabsorption	130
Mitochondriale Hepatopathie	Myopathie, Multisystemerkrankung, $\uparrow$ Lactat	87
Progrediente familiäre intrahepatische Cholestase (inkl. M. Byler)	Pruritus, Hepato(-spleno-)megalie, progrediente Zirrhose; $\uparrow$ Transaminasen, $\uparrow$ AP, GGT kann normal sein	155
Alagille-Syndrom	typische Fazies, Herzfehler, Anomalien der Augen und Wirbelkörper, dominant erblich	156
Neonatale intrahepatische Cholestase (Citrinmangel)	Citrullinämie Typ II; $\uparrow$ Cit, Thr, Met, Tyr, Lys, Arg; in Ostasien häufig; spontane Verbesserung	64

Infantile akute oder chronische Hepatopathie

Erkrankung	Wichtige Merkmale	Seite
Mitochondriale Hepatopathie, Pearson-Syndrom	Myopathie, Multisystemerkrankung, ↑ Lactat	87
Glykosylierungsstörungen (CDG, z.B. Typ Ib)	Hepatomegalie, Leberfunktionsstörung, Protein-verlust-Enteropathie, Multisystemerkrankung	131
Tyrosinämie Typ I	Ikterus, schwere Gerinnungsstörung, Nephropathie, Zirrhose; ↑ AFP	72
Galactosämie	Ikterus, Gedeihstörung, Nephropathie, Katarakt; später: Zirrhose	102
FS-Oxidationsstörungen inkl. Carnitintransportermangel	(Kardio-)Myopathie, Hypoglykämie	94

Reye-ähnliche Erkrankung (ohne Ikterus): s.S. 24

Chronische Hepatitis oder Zirrhose bei älteren Kindern

Erkrankung	Wichtige Merkmale	Seite
M. Wilson	neurologische und renale Störungen, Kornealring	151
Hämochromatose	Hepatomegalie, Kardiomyopathie, Diabetes mellitus, Diabetes insipidus, Hypogonadismus	155
α_1-Antitrypsin-Mangel	Gedeihstörung; ↓ α_1-Antitrypsin	154
Tyrosinämie Typ I	Gerinnungsstörung, Nephropathie, ↑ AFP	72
Hereditäre Fructoseintoleranz	Nach Einführung von Fructose: Hypoglykämie, Nephropathie, Gedeihstörung, ↑ Harnsäure	101
Transaldolasemangel	Hepatosplenomegalie, Zirrhose (nur ein Patient)	107
Mukoviszidose	Gedeihstörung, rezidivierende Atemwegsinfekte	
Zöliakie	Gedeihstörung, Durchfall, Kleinwuchs	

Reye-Syndrom

Meist im Verlauf eines Infektes auftretende, akute Hepatoenzephalopathie mit mikro-vesikulärer Leberzellverfettung. *Pathogenese:* akute mitochondriale Dysfunktion unter-schiedlicher Ätiologie. Das Reye-Syndrom im engeren Sinne (durch Salicylate verur-sacht) ist heute sehr selten.

Auslöser: parainfektiös, Salicylate, Antiemetika, Valproat, idiopathisch
Klinik: Erbrechen, Lethargie, zunehmende Eintrübung, Verwirrtheit, Delirium,
            Koma, Krampfanfälle, Dezerebration, Atemstillstand
Biochemie: Hyperammonämie, Hypoglykämie, metabolische Acidose, Hepatopathie,
            FFS ↑, Dicarbonacidurie
Histologie: Hepatozyten geschwollen, panlobuläre mikrovesikuläre Leberzellverfettung,
            elektronenmikroskopisch „typische" mitochondriale Abnormalitäten
Enzymatik: verringerte Aktivitäten verschiedenster mitochondrialer Enzyme, normale
            Aktivitäten zytosolischer Enzyme
DD: Stoffwechselkrankheiten: Störungen von Harnstoffzyklus, FS-Oxidation,
            Ketogenese und Gluconeogenese; Mitochondriopathien, Organoacido-
            pathien, Fructoseintoleranz
Diagnose: metabolische Basisdiagnostik, OS (Urin), Orotsäure, Carnitinstatus,
            Acylcarnitine; AS (Plasma und Urin), Abklärung Energiestoffwechsel;
            ggf. weitere metabolische, enzymatische oder molekulare Analysen

Plötzlicher Kindstod (SIDS)

SIDS = „sudden infant death syndrome"; plötzlicher Herz- und Atemstillstand, meist im Schlaf, für den auch bei Obduktion keine Erklärung gefunden wird. Die Ätiologie ist multifaktoriell. *Stoffwechselkrankheiten* (z.B. Störungen der FS-Oxidation und Gluco-neogenese, Organoacidopathien, Mitochondriopathien, Fructoseintoleranz) wurden nur bei wenigen SIDS-Opfern nachgewiesen, die oft schon vorher Auffälligkeiten zeigten (z.B. muskuläre Hypotonie, psychomotorische Retardierung, zerebrale Anfälle, Hepato-megalie). Gelegentlich ging dem Tod eine Gastroenteritis voraus, und diese Fälle sollten per definitionem nicht als SIDS klassifiziert werden.

Diagnostik
• gerichtliche Obduktion
• postmortale Basisdiagnostik (s. auch S. 25), speziell OS (Urin), AS (Plasma, Liquor),
  Acylcarnitine (Trockenblutkarte), Carnitinstatus (Serum)
• Asservierung von DNA und Fibroblasten für gezielte enzymatische bzw. molekulargenetische Analysen, abhängig von den übrigen Befunden (z.B. Leberzellverfettung)
• Untersuchungen *asymptomatischer* Geschwister sind in der Regel *nicht* hilfreich,
  sofern die umfassende Abklärung des Indexfalls keine Diagnose ergab

ALTE = „acute life-threatening event", überlebtes Ereignis
Nach einem SIDS-ähnlichen Ereignis sollte neben der metabolischen Basisdiagnostik (S. 1) eine Analyse der Acylcarnitine (Trockenblutkarte) veranlasst werden. Weitere Analysen (AS, OS, mitochondriale Diagnostik) sind vom Einzelfall abhängig.

Postmortale Diagnostik

Falls ein Kind (plötzlich) an einer unbekannten, möglicherweise genetischen Erkrankung verstirbt, sollte unbedingt versucht werden, durch postmortale Analysen die Diagnose zu finden. Dies ist z.B. für die Angabe des genauen Wiederholungsrisikos und ggf. eine pränatale Diagnostik bei zukünftigen Schwangerschaften von zentraler Bedeutung.

Proben
Folgende Proben sollten für postmortale Analysen asserviert werden, speziell wenn noch keine spezifischen Stoffwechselanalysen durchgeführt wurden:
- *Serum und Plasma* (mehrere ml abzentrifugieren, in Fraktionen einfrieren)
- *Trockenblutkarte*
- *Urin* (einfrieren – ggf. Blasenspülung mit NaCl)
- ggf. *Gallenflüssigkeit* (getropft auf Filterpapierkarte für eine Acylcarnitinanalyse: hohe Konzentration der Acylcarnitine, ggf. hilfreicher als Blut)
- *DNA* (3–10 ml EDTA-Vollblut, ggf. unzentrifugiert einfrieren)
- *Fibroblastenkultur* (Hautbiopsie, kann innerhalb von 24 Std. post mortem [oder sogar später] gewonnen und 1–2 Tage in Kulturmedium oder 0,9 % NaCl bei Raumtemperatur gelagert werden; nicht einfrieren!)
- ggf. *Liquor* (mehrere 1-ml-Fraktionen, sofort einfrieren, möglichst bei –70 °C)
- ggf. *Glaskörperflüssigkeit* (Alternative zu Urin, sofort einfrieren)

(Blut- und Urin-)Proben möglichst vor einem erwarteten Tod asservieren!
Analysen mit einem Stoffwechselspezialisten besprechen.

Biopsien
Für (mitochondriale) Histologie und Enzymatik sollten bereits vor einem erwarteten Tod Feinnadelbiopsien gewonnen werden, da die Analysen in postmortalem Gewebe selten auswertbare Ergebnisse liefern (Muskelbiopsie ggf. innerhalb einer Stunde post mortem möglich). Nur im Einzelfall ist nach Rücksprache mit einem Stoffwechselspezialisten eine offene Biopsie indiziert (s. auch S. 38; Proben z.T. sofort einfrieren [–70 °C oder flüssiger Stickstoff], z.T. in Glutaraldehyd für Elektronenmikroskopie).
- *Muskel* (Skelett, ggf. Herz): > 500 mg (→ DNA, Histochemie, Immunzytochemie, mitochondriale Analysen; s.S. 89)
- *Leber* > 200 mg (→ Histochemie, Enzymatik)

Basisdiagnostik
- AS in Plasma (und Liquor)
- OS im Urin
- Acylcarnitine aus Trockenblutkarte und/oder Gallenflüssigkeit

Cave: Autolyse während des Versterbens führt zu einer Vermischung von intra- und extrazellulärer Flüssigkeit und zu z.T. enormen sekundären Veränderungen der Plasmakonzentration verschiedenster Metabolite. Die Ergebnisse sind oft nicht auswertbar.

Fetaler Hydrops

Ein Hydrops fetalis ist der Endpunkt verschiedener Erkrankungen mit Flüssigkeits-
ansammlung in Gewebe und Körperhöhlen des Feten. Häufig ist der gesamte Körper
betroffen, in anderen Fällen nur einzelne Kompartmente wie die Bauchhöhle (Aszites).
„Immunologische" (durch Blutgruppeninkompatibilität) und „nicht immunologische"
Formen werden unterschieden; letztere werden durch kardiovaskuläre Erkrankungen (bis
zu 25 % der Fälle), Chromosomenstörungen (> 10 %), Thoraxanomalien (bis zu 10 %),
Anämie (5–10 %) und verschiedene andere genetische und nicht genetische Störungen
verursacht. Erbliche Stoffwechselkrankheiten finden sich nur bei einem kleinen Teil der
Fälle. Stoffwechselanalysen sollten erwogen werden, wenn die genaue sonographische
Abklärung und maternale bzw. invasive fetale Tests (Chromosomen, Blutbild, Infekt-
zeichen, hämatologische Erkrankungen usw.) keinen diagnostischen Befund zeigen.

Stoffwechselkrankheiten mit fetalem Hydrops
- lysosomale Erkrankungen
  - Mucopolysaccharidosen Typ VII (Sly), I, IVa
  - Sialidose, Mucolipidose II (I-Zell-Krankheit)
  - Sphingolipidosen (Galactosialidose, M. Niemann Pick Typ A, M. Gaucher, M. Farber, GM_1-Gangliosidose, multipler Sulfatasemangel)
  - Lipidspeicherkrankheiten (M. Niemann-Pick Typ C, M. Wolman)
  - Sialinsäurespeicherkrankheit
- Sterolsynthesestörungen
  - Smith-Lemli-Opitz-Syndrom
    Greenberg-Dysplasie
  - Mevalonacidurie
- peroxisomale Erkrankungen (M. Zellweger)
- Glykogenose Typ IV (M. Andersen)
- Glykosylierungsstörungen (CDG)
- kongenitale erythropoietische Porphyrie
- primärer Carnitinmangel
- Mitochondriopathien, Fumarasemangel
- neonatale Hämochromatose
- schwere Kardiomyopathie jeglicher Ursache

Ungewöhnliche klinische Befunde

Urin- und Körpergeruch

Geruch	Substanz	Erkrankung oder Herkunft
Tierartig (Mäuse)	Phenylacetat	unbehandlte PKU Behandlung mit Phenylbutyrat
Maggi, Ahornsirup	Sotolon	Ahornsirupkrankheit
Sauer (Schweißfüße)	Isovaleriansäure	Isovalerianacidurie, Glutaracidurie Typ II
Katerurin	3-OH- Isovaleriansäure	3-Methylcrotonylglycinurie, multipler Carboxylasemangel
Kohl	2-OH-Buttersäure	Tyrosinämie Typ I
Ranzige Butter	2-Oxo-4-methiol- buttersäure	Tyrosinämie Typ I
Schwefel	Hydrogensulfid	Cystinurie
	Methionin	Tyrosinämie Typ I, Leberzirrhose
Alter Fisch	Trimethylamin, Dimethylglycin	Trimethylaminurie, Dimethylglycinurie

Verfärbung von Urin oder Windel

Farbe	Substanz	Erkrankung oder Herkunft	Bestätigungsdiagnostik
Braun oder schwarz	Homogentisat (ggf. rosa/rot)	Alkaptonurie	OS (Urin)
	Methämoglobin	Myoglobinurie	Stixtest (s.S. 16, Belastungsintoleranz)
	Hämoglobin	Hämoglobinurie	Stixtest, Blutbild
	Melanin	melanotisches Sarkom	
Rot	Erythrozyten	Hämaturie	Mikroskopie
	Porphyrine	Porphyrie (nicht akute intermitt. Porphyrie)	s.S. 150
	verschiedene (häufigste Ursache)	Nahrungsmittelfarben, rote Beete, Blaubeeren, Medikamente (Laxativa)	Anamnese
	externe Bakterien	„red diaper syndrome"	Stoffwindeln > 24 Std.
Oranger Sand (bzw. hellrot)	Harnsäure	Hyperuricosurie; physiologisch	Harnsäure in Blut/Urin; s. auch S. 140
Grünblau	Indigotin	Tryptophan-Malabsorption	AS Urin (M. Hartnup)
	Biliverdin	Verschlussikterus	Serum-Bilirubin
	Methylenblau	Behandlung	Anamnese

Ungewöhnliche Laborbefunde

Primär unerwartete „Routinebefunde" sollten einer kritischen Wertung unterzogen werden. Insbesondere im Zusammenhang mit unerklärlichen klinischen Symptomen bzw. Befunden können sie auf Stoffwechselkrankheiten hinweisen, und helfen, diagnostische Spezialuntersuchungen zu initiieren. Die nachfolgende Tabelle erhebt keinen Anspruch auf Vollständigkeit.

Befund	Hinweisend auf (Auswahl)
Anämie (makrozytär)	Cobalamin- oder Folsäurestoffwechsel
Retikulozytose	Glykolysedefekte, Störungen des γ-Glutamyl-Zyklus
Lymphozytenvakuolen	lysosomale Speicherkrankheiten, juvenile NCL
↑ AP	Gallensäurensynthesedefekte, Hypoparathyreoidismus
↓ AP	Hypophosphatasie
↓ Cholesterol	Sterolsynthesedefekte, Störungen der Lipoproteine
↑ Triglyceride	Glykogenosen, Lipoproteinkrankheiten
↑ CK	Dystrophinopathien, FS-Oxidationsdefekte, Glykogenosen, Glykolysedefekte, AMP-Desaminase-Mangel im Muskel, Mitochondriopathien
↓ Kreatinin	Kreatinsynthesestörungen
↑ AFP	Tyrosinämie Typ I, Hepatoblastom, neonatale Hämochromatose, virale Hepatitis, Ataxia teleangiectatica
↑ Harnsäure	Glykogenosen (inkl. M. Fanconi-Bickel), Fructoseintoleranz, Störungen des Purinstoffwechsels, FS-Oxidationsdefekte, Mitochondriopathien
↓ Harnsäure	Störungen des Purinstoffwechsels, Molybdäncofaktormangel
↑ Eisen, Transferrin	Hämochromatose, peroxisomale Erkrankungen
↑ Kupfer	peroxisomale Erkrankungen, M. Wilson (Urin, Leber)
↓ Kupfer, Coeruloplasmin	M. Wilson (Serum), M. Menke, Acoeruloplasminämie
Hypothyreose, Hypoparathyreoidismus	Mitochondriopathien, CDG
Niedrige Liquorglucose	Glucosetransportprotein-1-(GLUT1-)Mangel

Akanthozytose

Veränderungen der Lipidzusammensetzung oder Struktur der Erythrozytenmembran können dazu führen, dass Erythrozyten im peripheren Blutausstrich oder in der Elektronenmikroskopie spitze Fortsätze aufweisen. Zwei Typen werden unterschieden, *Echinozyten* („burr cells") mit zahlreichen gleichartigen Spitzen (ähnlich Kletten oder Kastanien), sowie *Akanthozyten* („spur cells") mit wenigen irregulären und unterschiedlich großen Spitzen. Echinozyten und Akanthozyten können bei zahlreichen Erkrankungen auftreten, wie z.B. bei fortgeschrittener Urämie, schwerem Leberzellschaden, Anorexia nervosa, Hypothyreose, Vitamin-E-Mangel oder Splenektomie; Echinozyten finden sich oft auch bei (unreifen) Neugeborenen. Akanthozyten können durch einen *Blutverdünnungstest* hervorgerufen werden: Proben von Patienten und Kontrollen jeweils 1 : 1 mit normaler Kochsalzlösung verdünnen, ausstreichen, nach 5 Min. fixieren – mehr als 15 % Akanthozyten sprechen für eine Akanthozytose.

Differenzialdiagnose

Diagnose	Klinische Merkmale	Manifestations-alter	Seite
Abetalipoprotein-ämie	Durchfall, Fettmalabsorption, Vitamin-mangel, neurologische Störungen, Ataxie, ↓ Cholesterol und Triglyceride	neonatal	138
M. Wolman	Diarrhö, Gedeihstörung, Hepatospleno-megalie, adrenale Verkalkungen	neonatal	122
Choreo-akanthozytose	progrediente neurologische Symptome, Chorea, Epilepsie, Demenz	Adoleszenz – Erwachsene	153
McLeod-Phänotyp, McLeod-Syndrom	geringe oder keine Reaktion mit diversen Antisera im Kell-Blutgruppensystem; manchmal progrediente neurologische Symptome, Chorea	Erwachsene (neurologische Symptome)	153

Keine spezielle Stoffwechseldiagnostik ist erforderlich bei isoliertem Auftreten von ...

- mäßiger Gedeihstörung,
- gehäuften Infekten,
- mäßiger Entwicklungsverzögerung,
- isolierter Sprachentwicklungsverzögerung im Kleinkindalter,
- epileptischen Gelegenheitsanfällen, insbesondere einmaligem Krampfanfall bei Fieber, und
- bei gesunden Geschwistern eines an SIDS verstorbenen Kindes, wenn dieses vor dem tödlichen Ereignis keine Krankheitssymptome zeigte.

Entscheidend für die Bewertung ist das isolierte Auftreten der Symptome, d.h. das Fehlen zusätzlicher neurologischer und/oder systemischer Auffälligkeiten.

Metabolische Spezialdiagnostik

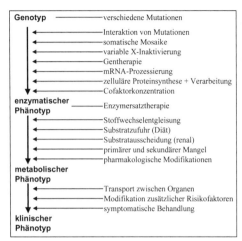

Enzymatische, metabolische und klinische Phänotypen von Stoffwechselkrankheiten werden durch zahlreiche Faktoren beeinflusst. Wenn möglich sollten Untersuchungen möglichst nah am klinischen Phänotyp sein: z.B. sind Enzymanalysen (wenn möglich) oft nützlicher als Mutationsanalysen. Externe Faktoren, die die Konzentration von Schlüsselmetaboliten beeinflussen (z.B. Fasten, Substrataufnahme) müssen berücksichtigt werden; gelegentlich sind spezifische Funktionstests notwendig, um diagnostisch richtungsweisende Befunde zu erheben.

Metabolische Vortests im Urin

Reduktionsprobe

Methode: Testtabletten (z.B. Clinitest®, Bayer)
Nachweis: reduzierende Substanzen (speziell Kohlenhydrate)

Substanz	*Erkrankung oder Herkunft*
Galactose	klassische Galactosämie, Galactokinasemangel, schwere Hepatopathie (sekundäre Galactoseintoleranz)
Fructose	Fructoseintoleranz, essenzielle Fructosurie
4-OH-Phenylpyruvat	Tyrosinämie Typ I und II
Homogentisinsäure	Alkaptonurie
Xylose	Pentosurie, Arabinosurie
Glucose	Diabetes mellitus, Fanconi-Syndrom
Oxalsäure	Hyperoxalurie
Salicylate, Ascorbinsäure	Medikamente
Harnsäure	Hyperurikosurie
Hippursäure	Therapie einer Hyperammonämie mit Na-Benzoat, Malabsorption

Brandprobe

Methode: 0,5 ml Urin + 200 µl 5 % Na-Cyanid
Nachweis: schwefelhaltige Säuren (Disulfide)
falsch positive Ergebnisse bei schwerer Ketose möglich

Substanz	Erkrankung oder Herkunft
Cystin	Cystinurie, Argininämie, generalisierte Hyperaminoacidurie
Homocystin	Homocystinurie, Cobalaminmangel, Cystathioninurie (bakteriell bei Harnwegsinfekt)
Glutathion	γ-Glutamyl-Transpeptidase-Mangel
Medikamente	z.B. N-Acetylcystein, Penicillamin, Captopril, Ampicillin

Sulfittest

Methode: Teststäbchen (z.B. Merckoquant® 10013, Merck), *frischer* Urin am Bett
Diagnose: Sulfit-Oxidase-Mangel und Molybdäncofaktormangel (speziell bei Neugeborenen und Kleinkindern mit epileptischer Enzephalopathie); positiv auch bei zahlreichen schwefelhaltigen Medikamenten

Aminosäuren (AS)

AS werden am besten mittels Ionenaustauschchromatographie quantifiziert, einzelne AS können jedoch auch zuverlässig mittels Tandem-MS bestimmt werden. Eine qualitative Analyse im Urin mittels Dünnschichtchromatographie, Papierelektrophorese o.Ä. ist nur noch selten indiziert.

Indikationen

- selektives Stoffwechsel-Screening (Plasma)
- Hyperammonämie (Plasma und Urin; ggf. notfallmäßig – telefonisch ankündigen!)
- V.a. Aminoacidopathie (Plasma; ggf. notfallmäßig – telefonisch ankündigen!)
- V.a. Energiestoffwechselstörung (Plasma, metabolisches Tagesprofil)
- V.a. Nephropathie – Nierensteine, Fanconi-Syndrom (Plasma und Urin)
- positive Brandprobe (Urin)
- epileptische Enzephalopathie (Plasma plus Liquor, zeitgleiche Proben)
- Diätkontrolle bei Proteinrestriktion (Plasma, nüchtern)

Proben

Plasma: Mindestmenge 0,5 ml, EDTA- oder Heparin-Röhrchen, ggf. Serum.
            Probe möglichst morgens (nüchtern) bzw. 4–6 Std. nach letzter Mahlzeit,
            umgehend abzentrifugieren und ggf. einfrieren, Versand möglichst gefroren.
            Alternative für bestimmte AS: Trockenblutkarte für Tandem-MS.
            Notfallproben per Taxi.
            Für die Analyse einzelner AS (Phe, Tyr, Ala, Val, Leu, Ile; z.b. Therapie-
            kontrolle bei PKU) ist ein Versand von EDTA-Vollblut über max. 24 Std.
            akzeptabel, aber nicht empfohlen.
Urin: Mindestmenge: 5–10 ml, mit 2 Tropfen Chloroform konservieren oder
            einfrieren
Liquor: Mindestmenge 0,5 ml, bei blutiger Punktion unbrauchbar (ggf. abzentri-
            fugieren, vermerken), Versand gefroren zusammen mit Plasmaprobe

Spezifische Befunde (Plasma)

- ↑ Gln (+ Ala): Hyperammonämie
- Gln/NH_3 < 1,6 µmol/µmol: transiente Hyperammonämie des NG; Leberbypass
- Ile < 25 µmol/l: Proteinmangel (z.b. zu strenge Diät bei Organoacidopathie)
- ↑ Ala, Pro; Ala/Lys > 3: gestörter Energiestoffwechsel (↑ Pyruvat)
- Fischer-Quotient (Val + Leu + Ile)/(Phe + Tyr) < 2: Leberversagen mit Risiko einer
  hepatischen Enzephalopathie

Cave
- Werte abhängig von der Stoffwechsellage (Referenzwerte = 4–6 Std. nüchtern):
  - *postprandial:* ↑ essenzielle AS (Lys, Phe, Tyr, Val, Leu, Ile, Gln, Cit) u.a.
  - *langes Fasten mit Ketose:* ↑ verzweigtkettige AS (Val, Leu, Ile)
- unspezifische Veränderungen (Plasma):
  - *Hämolyse,* verzögertes Zentrifugieren: ↓ Arg; ↑ Asp, Glu, Orn, Tau u.a.
  - *ungekühlter Versand:* ↓ Gln, Asn, Cys, Hcy; ↑ Glu, Asp
- Tryptophan benötigt eine Spezialanalytik, GABA und Homocystein benötigen
  spezielle Probenbehandlung und spezielle Analysemethoden (s.u.)

Homocystein (Hcy)

Plasma für Gesamt-Hcy muss sofort abzentrifugiert werden.
Normwerte nüchtern: Kinder < 10 Jahre: 3,5–9 µmol/l; > 10 Jahre: 4,5–11 µmol/l;
Frauen prämenopausal 6–15 µmol/l; postmenopausal 6–19 µmol/l; Männer 8–18 µmol/l

Freie γ-Aminobuttersäure (GABA)

Bei der üblichen AS-Analytik wird Gesamt-GABA aus physiologisch aktivem GABA
und unterschiedlichen Mengen von Homocarnosin gemessen. Dabei werden lediglich
massive GABA-Erhöhungen z.B. bei GABA-Transaminase-Mangel erkannt. Zur
genauen Quantifizierung von freiem GABA muss Plasma oder Liquor sofort eingefroren
und auf Trockeneis verschickt werden (spezielle Analysemethode).
Normwerte: Plasma: 120–150 nmol/l
                 Liquor: Alter < 1 Jahr: 20–40 nmol/l; > 1 Jahr: 20–150 nmol/l

Organische Säuren (OS)

Organische Säuren werden im Urin, nur ausnahmsweise in anderen Körperflüssigkeiten untersucht. Methode der Wahl ist die Gaschromatographie-Massenspektroskopie (GC-MS); eine genaue Quantifizierung ist mit Isotopenverdünnung möglich.

Indikationen

Im Notfall telefonisch ankündigen!
• selektives Stoffwechsel-Screening
• ungeklärte Stoffwechselentgleisung (metabolische Acidose, ↑ Anionenlücke, ↑ Lactat, Hypoglykämie, Ketonämie, Ketonurie beim NG, Hyperammonämie, Zytopenie usw.)
• Zeichen einer systemischen Intoxikation
• V.a. Organoacidurie, Aminoacidopathie
• V.a. FS-Oxidationsdefekt
• V.a. Energiestoffwechselstörung
• unklare Hepatopathie
• Abklärung neurologischer oder neuromuskulärer Erkrankungen
• epileptische Enzephalopathie
• Multisystemerkrankung, speziell bei fluktuierender/progredienter Symptomatik
• ungeklärte psychomotorische Retardierung mit neurologischen Auffälligkeiten

Spezielle Indikationen

(nach Rücksprache mit dem Stoffwechsellabor)
• Quantifizierung einzelner OS im Urin oder Plasma zum spezifischen Krankheitsausschluss oder zur Therapiekontrolle, z.B.:
  – Glutarsäure + 3-Hydroxyglutarsäure (Glutaracidurie Typ I)
  – Methylmalonsäure (Apoenzym- und Cobalamin-Defekte)
  – 4-Hydroxybuttersäure (Succinatsemialdehyd-Dehydrogenase-Mangel)
  – Oxalsäure und Glykolsäure (Hyperoxalurie Typ I)
  – N-Acetylaspartat (M. Canavan)
  – Succinylaceton (Tyrosinämie Typ I)
• OS im *Liquor:* „zerebrale" Organoacidopathien
• OS in *Plasma, Liquor* oder *Glaskörperflüssigkeit* bei Fehlen einer Urinprobe, z.B. post mortem
• Separation von optischen Isomeren (D,L-2-Hydroxyglutarsäure; D,L-Glycerat)

Proben

Urin: 10–20 ml Spontanurin, möglichst nüchtern (Mindestmenge abhängig von Kreatinin); Versand bei Raumtemperatur (Konservierung mit 2–3 Tropfen Chloroform) oder gefroren.
Plasma, Liquor, Glaskörperflüssigkeit: mindestens 1 ml, sofort einfrieren, Versand gefroren.

Carnitin

Die *Acylcarnitinanalyse* mittels Tandem-MS ist die Methode der Wahl für die Diagnose von klassischen Organoacidurien und FS-Oxidationsstörungen im neonatalen und selektiven Screening. Zusammen mit der AS-Analytik mittels Tandem-MS ist eine rasche Diagnose der meisten behandelbaren Stoffwechselkrankheiten mit Akutmanifestation möglich; sie sollte notfallmäßig in allen Stoffwechselzentren möglich sein. Langfristige Verlaufskontrollen der Acylcarnitine sind bei manchen Erkrankungen sinnvoll. Nicht immer erkannt wird der Carnitintransportermangel, zu dessen zuverlässiger Diagnose eine genaue Bestimmung von *freiem und Gesamt-Carnitin* (Carnitinstatus) in Serum und Urin notwendig ist. Der Carnitinstatus ist ebenfalls für die Kontrolle der Carnitinsubstitution vorzuziehen, da die Quantifizierung mittels Tandem-MS meist nicht genau genug ist.

Acylcarnitine (Auftrennung)

Indikation: NG-Screening; Diagnose von Organoacidurien oder FS-Oxidations-
             störungen; Hypoglykämie
Methode: Elektrospray-Tandem-MS oder vergleichbare Tandem-MS-Methode
Probe: Trockenblutkarte (Filterpapier mit einzelnen Bluttropfen, „Guthrie"-Karte
             des NG-Screenings), Plasma, Gallenflüssigkeit
Befunde: diagnostische Erhöhungen spezifischer Acylcarnitine (s.S. 55)

Carnitinstatus (Gesamtcarnitin, freies Carnitin, Acylcarnitin)

Indikation: V.a. Erkrankung des Intermediärstoffwechsels mit Akkumulation von CoA-
             Estern, primärer und sekundärer Carnitinmangel, Verlaufskontrollen
Methode: radiochemisch
Probe: 1 ml Serum oder Plasma; 5 ml Urin

	Carnitin			*Acylcarnitin-Auftrennung (Bluttropfen)*	*Urin-Carnitin*	
	Gesamt	*Freies*	*Acyl-*		*Freies*	*Acyl-*
Fastenzustand	n	↓	↑			
CT-Mangel	↓↓	↓↓↓	↓↓	↓ alle Carnitine	n–↑	
CPT1-Mangel		n–↑	↓↓	↓ C_2–C_{18}		
CAC/CPT2-Mangel; FS-Oxidationsstörungen	n–↓	↓	↑	spezifisch		↑
HMCM-Mangel	n	n	n	n		
SCOT-Mangel		n–↓		n		
Organoacidurien*	↓		↑	spezifisch		↑
Atmungskettendefekte	n–↓	n–↓	n–↓	n		

* Nicht alle Organoacidurien; CT = Carnitintransporter; CPT = Carnitin-Palmitoyltransferase; CAC = Carnitin:Acylcarnitin-Translokase; HMCM = mitochondriale HMG-CoA-Synthase; SCOT = Succinyl-CoA:3-Oxosäuren-CoA-Transferase

Sonstige Spezialanalysen

Für verschiedene Stoffwechselanalysen (u.a. AS und OS) bestehen nationale und internationale Ringversuche zur Qualitätskontrolle (z.B. ERNDIM/CAP). Die Teilnahme ist freiwillig (beim Labor nachfragen ...!).

Gallensäuren

Indikation: V.a. Gallensäurensynthesestörung (s.S. 129), peroxisomale Erkrankung (s.S. 123)
Methode: FAB-("fast atom bombardment"-)MS/GC-MS, Elektrospray-Tandem-MS
Probe: 5 ml Urin oder 2 ml Gallenflüssigkeit

Freie Fettsäuren (FFS) und 3-Hydroxybutyrat

Indikation: Hypoglykämie, Fastentest
Methode: photometrisch
Probe: 1 ml Serum oder Plasma, Versand gefroren (zur Vermeidung von Lipolyse)
Normal: *nicht fastend:* FFS und 3-Hydroxybutyrat niedrig (< 400 µmol/l);
im Fasten: beide erhöht bis 3–4 mM, s.S. 158

Galactose (Gal) und Galactosemetabolite

Indikation: V.a. Störung des Galactosestoffwechsels (s.S. 101);
s. auch S. 53 (NG-Screening)
Methode: variabel, mit Labor besprechen
Proben: Trockenblutkarte für Galactose und Enzymatik;
EDTA-Vollblut für Galactose-1-phosphat, Enzymatik, DNA-Extraktion;
ggf. Plasma für Galactose, Urin für Galactitol
Einzelheiten müssen mit dem Labor abgesprochen werden; im Zweifelsfall:
Trockenblutkarte + 2 ml EDTA-Vollblut, bei Raumtemperatur lagern (bis zu
48 Std.)
Befunde: – Galactose (Plasma, Trockenblutkarte), pathologisch > 10 mg/dl (0,55 mM)
– Galactose-1-phosphat (Erythrozyten), pathologisch > 0,5 mg/dl (19 µM)
– Galactitol (Urin), pathologisch > 10 mmol/mol Kreatinin
– Enzymatik (Erythrozyten): GALT, Galactokinase, Epimerase
– Mutationsanalyse: pathogene Mutationen, diverse Varianten (z.B. Duarte)

Glutathion und Metabolite

Indikation: V.a. Erkrankung des γ-Glutamyl-Zyklus (s.S. 81)
Methode: HPLC
Probe: 3 ml EDTA-Vollblut, Plasma abzentrifugieren und einfrieren. Erythrozyten-
fraktion mit 5 % Sulphosalicylsäure deproteinisieren (etwa Verhältnis 1 : 1,
z.B. 300 µl auf 200 µl), gut schütteln/vortexen (bis homogen braune Farbe),
2 x zentrifugieren bei 5 000 g, klaren Überstand einfrieren. Plasma und
Überstand (gut beschriften!!) auf Trockeneis verschicken.

Glykosylierungsanalyse (CDG-Analytik)

Indikation: V.a. Glykosylierungsstörung, CDG (s.S. 131)
Methode: Transferrinelektrophorese bzw. isoelektrische Fokussierung, Tandem-MS,
            Kapillarelektrophorese
Probe: 0,5–1 ml Serum
Befunde: verschiedene Subtypen entsprechen unterschiedlichen Enzymdefekten;
            Auffälligkeiten (sekundär) u.a. auch bei Alkoholismus, Galactosämie,
            Fructoseintoleranz, Hepatitis C u.a.

Lysosomale Diagnostik

Glykosaminoglykane (GAG; Mucopolysaccharide)

Indikation: V.a. lysosomale Speicherkrankheit bzw. Mucopolysaccharidose (s.S. 115)
Methode: Screening: Quantifizierung der GAG (= Mucopolysaccharide, „DMB-Test")
            spezifische Analyse: elektrophoretische Auftrennung der GAG
Probe: 10–20 ml Urin, nativ verschickt
Befunde: Erhöhung der GAG – kann bei MPS III (Sanfilippo) und IV (Morquio) mild
            oder grenzwertig sein; dann Elektrophorese veranlassen, durch die eine
            erhöhte Ausscheidung von Heparan-/Keratansulfat sicher erkannt wird.

Oligosaccharide, freie Neuraminsäure (Sialinsäure)

Indikation: V.a. lysosomale Speicherkrankheit bzw.Oligosaccharidose (s.S. 116)
Methode: Dünnschichtchromatographie mit verschiedenen Färbeverfahren
Probe: 10–20 ml Urin, Versand gefroren oder konserviert mit 2–3 Tropfen
            Chloroform
Befunde: sicher erkannt werden: M. Pompe, G_{M1}- und G_{M2}-Gangliosidosen, α- und
            β-Mannosidosen, Fucosidose, M. Gaucher, Sialinsäurespeicherkrankheit,
            Sialidose, Aspartylglucosaminurie

Orotsäure

Indikation: V.a. heterozygoten OTC-Mangel; Störungen des Harnstoffzyklus oder
            Pyrimidinstoffwechsels, mitochondriale Störung; Allopurinoltest
Methode: HPLC, Tandem-MS, Kapillarelektrophorese
Probe: 5 ml Urin
Befunde: Erhöhung spricht für verstärkte Synthese von mitochondrialem Carbamyl-
            phosphat (Harnstoffzyklusdefekte, s.S. 61) bzw. Störung im Pyrimidin-
            stoffwechsel; ätiologisch unklare Erhöhungen auch bei anderen
            Erkrankungen, z.B. Rett-Syndrom, Lesch-Nyhan-Syndrom, „benigne
            Orotacidurie"

Peroxisomale Diagnostik

Überlangkettige Fettsäuren (VLCFA), Phytansäure, Pristansäure
Indikation: V.a. peroxisomale Erkrankung (s.S. 123)
Methode: GC-MS
Probe: 1 ml Plasma
Befunde: spezifische Erhöhungen der peroxisomal abgebauten FS

Plasmalogene
Indikation: V.a. peroxisomale Erkrankung (s.S. 123)
Methode: GC-MS
Probe: Erythrozyten (EDTA-Blut)
Befunde: erniedrigte Konzentrationen bei der rhizomelen Chondrodysplasia punctata und Störungen der Peroxisomenbildung

Porphyrine

Indikation: V.a. Porphyrie (s.S. 150); Tyrosinämie Typ I (s.S. 72)
Probe: Spontanurin (20 ml), Stuhl (ca. 5 ml), heparinisiertes Vollblut (5–10 ml), Proben kühl und *dunkel* aufbewahren, ohne Zusätze nativ verschicken

Pterine

Indikation: Hyperphenylalaninämie, BH_4-Test, V.a. Neurotransmitterdefekt
Methode: HPLC
Probe: Urin (5 ml) Serum oder Liquor (1 ml); vor Licht und Wärme schützen, dunkler Urin-Sammelbeutel, Blut sofort zentrifugieren, alle Proben sofort einfrieren, Versand auf Trockeneis
alternativ: 5 ml Urin mit 6 M HCl auf pH 1,0–1,5 einstellen, 100 mg MnO_2 zufügen, 5 Min. schütteln (Raumtemperatur), 5 Min. zentrifugieren (4 000 rpm), Überstand lichtgeschützt (Alufolie) per Eilpost versenden
Befunde: spezifische Erhöhungen oder Erniedrigungen von Neopterin oder Biopterin

Purine und Pyrimidine

Indikation: V.a. Erkrankung im Purin- oder Pyrimidinstoffwechsel (s.S. 138); unerklärte neurologische Symptomatik, Nierensteine, Niereninsuffizienz, Gicht, Anämie, Immundefizienz; lebensbedrohliche Nebenwirkungen von Pyrimidin-Antimetaboliten (= pharmakogenetische Komplikationen)
Methode: HPLC, GC-MS (Dihydropyrimidine), Tandem-MS, Kapillarelektrophorese
Probe: 5 ml Urin (möglichst morgens), ggf. 24-Std.-Urin (kühl und dunkel sammeln), Versand möglichst gefroren (insbesondere bei V.a. Adenylosuccinasemangel), sonst konserviert mit Chloroform (2–3 Tropfen/10 ml), nicht ansäuern. Medikamente angeben! Für weitere Modalitäten s.S. 140.

Pyruvat

Indikation: Eine Analyse von Pyruvat ist im Regelfall *nicht indiziert,* da die Werte meist ungenau sind. Die Lactatbestimmung ist relevanter und zuverlässiger und reicht in aller Regel für die klinische Fragestellung aus. Pyruvat wird gelegentlich für die Bestimmung des Lactat/Pyruvat-Quotienten analysiert. Die Bestimmung von Pyruvat ohne Lactat ist sinnlos.

Methode: photometrisch

Probe: Perchlorsäureextrakt

Normal: Blut: 50–100 µmol/l; Liquor: 70–140 µmol/l; Lactat/Pyruvat-Quotient: < 20 (erhöht bei Atmungskettendefekten, typischerweise normal beim PDH-Mangel)

Perchlorsäureextrakt (Deproteinisierung von Blut)

Indikation: Bestimmung von Pyruvat oder Acetoacetat

Probe: Vollblut sofort 1 : 1 mit kalter 10 % (≈ 1 mol/l) $HClO_4$ mischen, für 30 Sek. schütteln, für 5 Min. kühlen, kalt zentrifugieren, Überstand einfrieren

Serotonin

Indikation: V.a. Neurotransmitterstörung, Karzinoidsyndrom

Methode: HPLC

Probe: 2 ml EDTA-Vollblut und 6 mg Ascorbinsäure, sofort einfrieren bei –70 °C, Versand auf Trockeneis

Sterolanalytik

Indikation: V.a. Cholesterolbiosynthesedefekt, z.B. Smith-Lemli-Opitz-Syndrom (s.S. 127)

Methode: GC-MS

Probe: 1 ml Plasma

Trimethylamin (TMA)

Indikation: schlechter Körpergeruch, V.a. Trimethylaminurie (s.S. 154)

Methode: Headspace-GC; MRS

Probe: Spontanurin, mit HCl angesäuert, Versand per Eilpost oder auf Trockeneis

Befunde: ↑ freies TMA bzw. ↓ TMA-Oxid (Norm > 90 % des Gesamt-TMA)

Biopsien und Enzymdiagnostik

Vor Eingriff Rücksprache mit Speziallabor und ggf. Pathologie!

Leukozyten
- 5–10 ml Heparin-Vollblut, bei Raumtemperatur innerhalb von 24 Std. verschicken

Hautbiopsie (Fibroblasten)
- in Kulturnährmedium (notfalls NaCl 0,9 %) → Fibroblasten (nicht einfrieren!)
- Formalin → Histologie
- ggf. Proben in Glutaraldehyd (Elektronenmikroskopie)

Konjunktivalbiopsie
- Formalin → Histologie

Leberbiopsie
- Formalin → Histologie
- ggf. einzelne Proben in Glutaraldehyd (Elektronenmikroskopie)
- ggf. mehrere Proben für Enzymatik *sofort* in flüssigem Stickstoff einfrieren

Muskelbiopsie (s. auch S. 89)
Zu entnehmen:
- dünnere Muskelfaser in 2 % Glutaraldehyd, für Elektronenmikroskopie
- mehrere Stück Muskelfaser *sofort* in flüssigem Stickstoff einfrieren
  (für Histologie 1 cm lang mit erkennbarem Faserverlauf), Lagerung bei –70 °C,
  für Enzym- und Immunhistochemie, Enzymatik, ggf. Molekulargenetik
- kleines Stück für Formalinfixierung und Einbettung in Paraffin, nativ (nicht eingefroren), für Lichtmikroskopie
- natives Gewebe für die sofortige Isolierung und Untersuchungen nativer
  Mitochondrien

Molekulargenetische Diagnostik

Indikationen

- *Primärdiagnostik oder Diagnosesicherung* bei Krankheiten, die sich biochemisch oder enzymatisch nicht oder nicht sicher bzw. nur mit höherem Aufwand erfassen lassen (z.b. bei organspezifischer Expression, Störungen von Membran-, Struktur- und Rezeptorproteinen) sowie bei Krankheiten mit einzelnen häufigen Mutationen
- zum Erhalt von Informationen zu *Verlauf und Prognose* bei Krankheiten mit guter Korrelation von Genotyp und Phänotyp
- *Pränataldiagnostik* und *Familienanalysen*

Allgemeine Richtlinien

Der Nachweis einer bekannten krankheitsauslösenden Mutation ist der ultimative Krankheitsnachweis und kann für genetische Beratung und Pränataldiagnostik hilfreich sein. Angesichts der hohen Kosten und begrenzten Sensitivität der DNA-Analytik ist es jedoch notwendig, verschiedene Aspekte zu berücksichtigen, bevor eine Mutationsanalyse veranlasst wird.

Ist die Mutationsanalyse wirklich notwendig?
Enzymanalysen oder funktionelle (phänotypische) Untersuchungen, soweit möglich, sind für die Diagnosestellung meist (kosten-)günstiger. Mutationsanalysen sind beispielsweise nicht notwendig, um die Diagnose einer PKU zu bestätigen, auch wenn sie z.B. helfen, den Schweregrad der Erkrankung genauer einzuschätzen. Mutationsanalysen sind die diagnostische Methode der Wahl, wenn die metabolischen Befunde inkonstant oder unzuverlässig sind, wenn Funktionsanalysen aufwändig, unangenehm oder potenziell gefährlich sind, wenn das Enzym in keinem leicht zugänglichen Gewebe exprimiert ist, oder wenn einzelne häufige Mutationen vorliegen (Beispiele: heterozygoter OTC-Mangel, hereditäre Fructoseintoleranz, Glykogenose Typ I, HMG-CoA-Synthase-Mangel).

Wie unwahrscheinlich ist die Diagnose, wenn keine Mutation gefunden wird?
Bei den meisten Stoffwechselkrankheiten können auch mittels aufwändigster Methoden nicht *alle* Mutationen identifiziert werden. Negative Befunde schließen eine Diagnose also in der Regel nicht aus. Die Befundberichte der DNA-Analytik sollten in diesen Fällen Informationen zur Sensitivität der Methodik enthalten. Dabei ist es hilfreich, zwischen folgenden molekulargenetischen Methoden zu unterscheiden:

- *Mutations-Scanning-Methoden* zielen auf die Identifikation von bekannten und unbekannten Mutationen in einem Gen. Auffälligkeiten müssen durch Sequenzierung bestätigt werden. Moderne Methoden wie denaturierende HPLC (dHPLC) oder Denaturierungsgradientengel-Elektrophorese (DGGE) haben eine ähnlich hohe Sensitivität wie die Direktsequenzierung und sind deutlich kostengünstiger.
- *Mutations-Screening-Methoden* testen wenige häufige Mutationen in einem Gen. Dieser kostengünstige Ansatz ist z.B. beim MCAD-Mangel, beim LCHAD-Mangel oder der hereditären Fructoseintoleranz sinnvoll. Von besonderer Wichtigkeit ist es dabei, die Herkunft des Patienten zu kennen, da sich die Mutationsfrequenzen deutlich zwischen Populationen unterscheiden können.

- Eine *Direktsequenzierung* gilt als Goldstandard der Mutationsdetektion, kann aber z.B. keine größeren Deletionen und genomischen Rearrangements nachweisen. Darüber hinaus zeigen Ringversuche konsistent eine Fehlerrate von mindestens 1 % auch bei sorgfältigen Laboratorien! Es kann gerechtfertigt sein, einen molekulargenetischen Befund, der nicht zum Patienten passt, in einem anderen Labor überprüfen zu lassen.

- *Genomische Quantifizierung* ist notwendig für den Nachweis von großen Deletionen oder Duplikationen, die sich auch bei monogenen Stoffwechselkrankheiten gelegentlich finden. Eine neue Methode („multiplex ligation-dependent probe amplification" [MLPA]) wurde kürzlich dafür entwickelt und wird sich mit großer Wahrscheinlichkeit für zahlreiche Anwendungen durchsetzen.

Wie wahrscheinlich ist die Diagnose, wenn eine Mutation gefunden wurde?
„Neue" aber funktionell irrelevante Mutationen können irrtümlicherweise als krankheitsauslösend bewertet werden. Für eine korrekte Bewertung der Befunde ist es notwendig, mit dem ganzen Spektrum der Mutationen im untersuchten Gen vertraut zu sein. Wenn bei einer rezessiven Erkrankung zwei Mutationen jeweils heterozygot nachgewiesen wurden, sollte die Vererbung *in trans* (also auf unterschiedlichen Chromosomen, wie erwartet) bestätigt werden. Die Analytik sollte in der Regel nicht vorzeitig abgebrochen werden, da gelegentlich weitere (und relevantere) Mutationen im Gen gefunden werden. Es ist sinnvoll, bei den Eltern einen Überträgerstatus zu bestätigen, wobei das Risiko der Non-Paternität beachtet werden sollte.

Wie gut sind Genotyp-Phänotyp-Korrelationen?
Wird das klinische Bild vollständig durch die genetischen Befunde erklärt? Besteht eine vollständige Penetranz? Gibt es weitere, nicht genetische Faktoren der Pathogenese?

Mutationsanalysen bei Kindern sollen nur durchgeführt werden, wenn sich eine wichtige medizinische Konsequenz *im Kindesalter* ergibt. So sind Überträgeranalysen im Kindesalter z.B. bei gesunden Geschwistern von Kindern mit Stoffwechselkrankheiten nicht indiziert und sollten (auch bei Wunsch der Eltern) nicht durchgeführt werden. Die Ergebnisse einer molekulargenetischen Diagnostik sollten dem Patienten (bzw. den Eltern) im Rahmen einer umfassenden genetischen Beratung erklärt werden.

Probe

5–10 ml *EDTA-Vollblut* (oder weniger), nicht zentrifugiert, Versand nativ mit Normalpost (innerhalb von 24 Std.) oder gefroren auf Trockeneis (beim Labor nachfragen). Falls keine Blutprobe erhältlich: *Filterpapierkarte, Biopsien, Fibroblasten usw.*

Diagnose neurometabolischer Erkrankungen

Indikationen (s.S. 143)

- neonatale progrediente Enzephalopathie
- therapierefraktäre neonatale oder infantile Epilepsie, infantile Myoklonusepilepsie
- extrapyramidale Bewegungsstörungen, z.b. Parkinsonismus-Dystonie, Dyskinesie und Hypokinesie, progrediente Dystonie, Chorea, Hypotonie, Ataxie, Rigidität, muskuläre Hypertonie (Extremitäten)
- Ptosis, Miosis, okulogyre Krisen
- Regulationsstörungen, z.b. Hypersalivation, gestörte Darmmotilität, Temperatur-regulationsstörungen

Primärdiagnostik in Blut und Urin

- Blutbild, klinisch-chemische Analysen
- NH_3, Lactat (wiederholt)
- AS inkl. Homocystein im Plasma (sofort abzentrifugieren und einfrieren)
- OS im Urin (4-Hydroxybutyrat, Vanillinmilchsäure, N-Acetylaspartat)
- Purine und Pyrimidine im Urin, Sulfittest (am Bett)
- Prolactin im Serum (Ausschüttung ist dopaminabhängig)
- Serotonin im Vollblut (verändert bei Pterinstörungen, Monoaminoxidasemangel und Aromatische-L-Aminosäuren-Decarboxylase-Mangel)

Diagnostik im Liquor

(Ausführliche Hinweis zur Liquordiagnostik auf neurometabolische Erkrankungen finden sich bei Hoffmann et al. *Neuropediatrics* 1998; 29: 59–71)

- Routineparameter inkl. Zytologie, Immunologie, Proteinchemie
  - Glucosequotient Liquor/Plasma (< 0,35 bei Glucosetransportdefekt)
- Lactat; bei Erhöhung ggf. Pyruvat
- AS (spezielle sensitive Analytik, Liquor und zeitgleiche Plasmaprobe)
  - Glycinquotient Liquor/Plasma (Norm < 0,04, Neugeborene < 0,08; erhöht bei nichtketotischer Hyperglycinämie)
  - Serinquotient Liquor/Plasma (< 0,2 bei Serinsynthesedefekt)
- biogene Amine und Metaboliten im Liquor
- Pterine im Liquor (Spezialröhrchen), ggf. auch im Plasma und Urin
- N^5-Methyltetrahydrofolat im Liquor

Spezialdiagnostik

- Phenylalanin-Belastungstest (s.S. 50)
- Serotonin im EDTA-Vollblut
- freies GABA im Liquor
- Enzymanalysen (z.B. Dihydropteridin-Reduktase, Aromatische-L-Aminosäuren-Decarboxylase)
- Mutationsanalysen

Liquor – Probengewinnung und Versand

Im Gegensatz zu Störungen in katabolen Stoffwechselwegen spiegeln sich die Neurotransmitterstörungen im Zusammenspiel von Biosynthese, Abbau und Rezeptorstatus. Auch grenzwertige Auffälligkeiten können von diagnostischer Bedeutung sein, und die standardisierte Probengewinnung und Verwendung adäquater Normwerte sind von höchster Bedeutung. Die Konzentrationen verschiedener Metaboliten verändern sich mit der Liquorfraktion (rostrokaudaler Gradient), und alle Liquorproben (Fraktionen) müssen genau beschriftet verschickt werden. Liquorproben sollten sofort eingefroren (am Bett, keine Additive, Trockeneis), bei –70 °C aufbewahrt und auf Trockeneis verschickt werden. Bei blutiger Punktion: vor dem Einfrieren abzentrifugieren (vermerken).

Alter < 1 Jahr: 0,5-ml-Fraktionen, davon Fraktionen 2–5 für Stoffwechselanalysen
Alter > 1 Jahr: 1-ml-Fraktionen, davon Fraktionen 3–6 für Stoffwechselanalysen

Weitere Untersuchungen

- Eine *MRS-Analyse des Gehirns* (im Rahmen einer MRT-Untersuchung) erlaubt eine regionale semiquantitative Analyse verschiedener Metabolite, darunter Kreatin, Lactat und verschiedene Neurotransmitter. Mit dieser Methode wurden auch die Kreatinsynthesestörungen entdeckt.
- Die *MRS-Analyse von Liquor* und anderen Körperflüssigkeiten erlaubt den Nachweis von bekannten und unbekannten Schlüsselmetaboliten bei Stoffwechselstörungen und hat zur Identifikation verschiedener neuer Krankheiten u.a. des Polyolstoffwechsels geführt. Die Methode steht nur in einzelnen Zentren zur Verfügung.

Funktionstests

Manche Stoffwechselkrankheiten lassen sich am besten durch ein metabolisches Tagesprofil erkennen, also durch wiederholte Messung relevanter Metaboliten (Glucose,
Lactat, AS usw.) im Tagesverlauf. Ein Tagesprofil kann auch helfen, die Bedeutung
äußerer Faktoren zu untersuchen und die Behandlung zu optimieren. Gelegentlich sind
Belastungtests notwendig, um kritische, diagnostisch richtungsweisende Stoffwechsel-
lagen kontrolliert zu erzeugen.

Metabolisches Tagesprofil

Indikationen
- Abklärung des Kohlenhydrat-, Fett- und Energiestoffwechsels (Störungen der
  Glykogenhomöostase, Störungen der FS-Oxidation, Mitochondriopathien)
- Abklärung der Stickstoffelimination (Harnstoffzyklusdefekte)
- ungeklärte Hypoglykämie
- Therapiekontrolle, z.B. Evaluation der Glucosehomöostase bei Erkrankungen mit
  reduzierter Fastentoleranz

Vorgehen
- Nüchternproben Urin und Blut morgens vor dem Frühstück:
  – Glucose, Lactat, AS (Alanin)
  – ggf. Acylcarnitine, FFS, 3-Hydroxybutyrat
  – ggf. NH_3
  – Serumprobe asservieren für zusätzliche Analysen
  – Urin: Ketostix; ggf. OS und Orotsäure
- Blutproben im Tagesverlauf jeweils vor und 1 Std. nach jeder Mahlzeit:
  – Glucose, Lactat, ggf. AS (Alanin) und NH_3; Serumprobe asservieren
- ggf. eine Blutprobe während der Nacht
  – Glucose, Lactat, ggf. AS (Alanin); Serumprobe asservieren

Andere Parameter sind abhängig vom klinischen Bild bzw. von der Verdachtsdiagnose.

Interpretation
- Hypoglykämie < 2,6 μmol/l (< 45 mg/dl): s.S. 1
- mögliche Hinweise auf eine Mitochondriopathie (s.S. 87):
  – postprandiale Lactaterhöhung (> 2,1 mmol/l) bzw. Lactatanstieg > 20 %
  – paradoxe postprandiale Ketose
  – postprandiale Alaninerhöhung > (600–700 μmol/l), Alanin/Lysin-Quotient > 3
- präprandial/nüchtern normale, postprandial erhöhte Lactatkonzentrationen: evtl.
  Hinweis auf PDH-Mangel
- präprandiale Hypoglykämie + Lactaterhöhung: evtl. Hinweis auf Glykogenose Typ I
- postprandiale Erhöhung von NH_3, Glutamin oder Orotsäure: evtl. Hinweis auf milde
  Variante eines Harnstoffzyklusdefektes

Glucosebelastung

Glucose wird über die Glykolyse zu Pyruvat abgebaut, welches in den mitochondrialen Energiestoffwechsel eingeschleust wird (s.S. 86). Bei mitochondrialen Störungen findet sich teilweise erst nach Substratbelastung (Glucosebelastung) ein signifikanter Anstieg der Lactatwerte. *Eine Glucosebelastung ist kontraindiziert* bei konsistenter Lactaterhöhung oder signifikantem Lactatanstieg nach Mahlzeiten; in diesen Fällen sollten direkt die entsprechenden enzymatischen (Muskelbiopsie) und molekularen Untersuchungen veranlasst werden.

Indikationen

- V.a. Mitochondriopathie bei anscheinend normalen Lactatwerten
- V.a. Glykogen-Synthase-Mangel (eine Hepatomegalie sollte ausgeschlossen sein)
- V.a. Glykogenose und normale Molekulargenetik bzw. Enzymatik (der Patient sollte rezidivierende präprandiale Hypoglykämien mit Lactaterhöhung haben; Glucose muss bei Testbeginn niedrignormal sein)

Vorgehen

Vor Testbeginn
- abgeschlossene Basisdiagnostik inkl. Lactat (mehrfach), OS, Alanin usw.
- Die Glucosebelastung sollte morgens nüchtern durchgeführt werden (jüngere Säuglinge: > 4–5 Std. nach der letzten Mahlzeit)

Bei Testbeginn
- sicherer i.v. Zugang
- Blutproben für Ausgangswerte Lactat, Glucose, Säure-Basen-Status
- Gabe von Glucose 2 g/kg (max. 50 g) oral in einem Getränk oder als 10%ige Lösung (gekühlt = angenehmer), bei kleinen Kindern ggf. durch Magensonde (mit etwas Wasser nachspülen)
- Verlaufswerte: Lactat, Glucose, Säure-Basen-Status nach 30, 60, 90, 120, 180 Min.; Sammelurin für 2 Std. für OS und Lactat

Interpretation

Lactat sollte nicht mehr als 20 % ansteigen und im Normbereich bleiben (< 2,1 mmol/l). Der Säure-Basen-Status und die Urinanalysen sollten unauffällig sein. Die BZ-Werte sollten ansteigen, jedoch im Normbereich bleiben. Ein deutlicher Lactatanstieg nach Glucosebelastung kann auf eine Mitochondriopathie hinweisen, ein Normalbefund schließt diese jedoch nicht aus. Ein übermäßiger Anstieg von Glucose und Lactat spricht für einen Glykogen-Synthase-Mangel (Glykogenose Typ 0). Ein inadäquater Glucoseanstieg und Lactatabfall kann auf einen M. Fanconi-Bickel hinweisen. Ein Lactatabfall nach Glucosebelastung findet sich bei Glykogenose Typ I.

Fastentest

Eine gestörte Fastenreaktion findet sich bei zahlreichen Stoffwechselkrankheiten, darunter Störungen der Gluconeogenese, Glykogenolyse und FS-Verwertung sowie hormonellen Störungen. Betroffene Kinder sind im Intervall oft asymptomatisch mit unauffälligen Laborwerten, können aber bei Krankheit oder Stoffwechselbelastung ggf. lebensbedrohlich entgleisen. Die Untersuchung der Stoffwechselveränderungen beim kontrollierten Fasten kann hilfreich sein, wenn sich trotz umfassender Diagnostik keine richtungsweisenden Befunde ergaben. Ein Fastentest wird gelegentlich auch verwendet, um die Fastentoleranz zu überprüfen und die Therapie anzupassen, z.B. bei Patienten mit Oxidationsstörungen langkettiger FS. Ein Fastentest ist selten vor dem 6. Lebensmonat indiziert.

Achtung: Bei manchen Patienten führt Fasten zur Akkumulation toxischer Metaboliten und schweren, manchmal tödlichen Komplikationen. *Die komplette metabolische Basisdiagnostik im Tagesprofil* mit Acylcarnitinanalyse (Trockenblutkarte) *sowie andere Stoffwechselanalysen* inkl. funktionelle und molekulare Analysen sollten vor einem Fastentest abgeschlossen sein. **Generell sollten Fastentests für Stoffwechselkrankheiten nur in spezialisierten Stoffwechselzentren durchgeführt werden.**

Indikationen
- ungeklärte Hypoglykämien
- Beurteilung der Fastentoleranz

Vorgehen
Vor Testbeginn
- Abschluss anderer Stoffwechseluntersuchungen inkl. Tagesprofil; unauffällige Befunde für Carnitinstatus, OS, Acylcarnitine und ggf. weitere Tests. *Ein Fastentest sollte nicht für die Diagnose von FS-Oxidationsstörungen verwendet werden; vielmehr sollten diese vorher weitgehend ausgeschlossen sein*
- stabile Stoffwechsellage für > 3 Mo.; normale Ernährung, guter Ernährungszustand
- Die maximale Dauer des Fastentest sollte *vor Testbeginn* festgelegt sein, abhängig von Anamnese (erwartete Fastentoleranz) und Alter des Kindes. Richtwerte:

Alter	< 6 Mo.	6–8 Mo.	8–12 Mo.	1–2 Jahre	2–7 Jahre	> 7 Jahre
Dauer	8 Std.	12 Std.	16 Std.	18 Std.	20 Std.	24 Std.

- Die Fastenperiode sollte so gelegt werden, dass ein Auftreten von Symptomen vor 8:00 Uhr morgens unwahrscheinlich ist und Proben tagsüber gewonnen werden
- bei speziellen Verdachtsdiagnosen (z.B. Fructose-1,6-Bisphosphatase-Mangel): Glucagontest für das Fastenende vorbereiten
- Einverständniserklärung der Eltern (Folgen einer Hypoglykämie, z.B. Krampfanfall)
- individuellen Verlaufsbogen für klinische Daten und Laborbefunde vorbereiten

Beim Testbeginn
- Intravenöser Zugang während der gesamten Testperiode für Blutentnahmen sowie ggf. i.v. Glucosegabe sicher stellen. *Der Test muss abgebrochen werden, wenn der Zugang verloren geht.*

- Unbedingt Fastenbeginn und Zeitpunkte der Probenentnahmen sorgfältig vermerken.
- Den klinischen Zustand des Kindes sorgfältig überwachen und im Verlauf sowie am Fastenende schriftlich dokumentieren.
- Das Kind darf und soll klares Wasser unbegrenzt trinken.

Proben
- Fastenbeginn:
  - Glucose (am Bett)
  - Glucose (Labor), Blutgase
  - weitere Serumprobe asservieren
  - Urin: OS, Ketostix

> Von der ersten ausgelassenen Mahlzeit an (üblicherweise 8:00 Uhr) sollte *stündlich* Glucose (Laborbestimmung oder am Bett) gemessen werden, um eine Hypoglykämie unverzüglich festzustellen. Jede Urinprobe sollte auf Ketone getestet werden. Bei jeder Blutentnahme sollte eine Serumprobe für weitere Analysen asserviert werden. Alle Proben gut beschriften und ggf. einfrieren. Pyruvat und Acetoacetat werden *nicht* routinemäßig gemessen (dafür wäre eine sofortige Deproteinisierung notwendig).

- 8:00 Uhr Blutentnahme:
  - Glucose (am Bett)
  - Glucose (Labor), Blutgase, Lactat
  - ggf. FFS, 3-Hydroxybutyrat
  - weitere Serumprobe asservieren
- Blutentnahme bei Ende bzw. Abbruch des Fastentests:
  - Glucose (am Bett)
  - Glucose (Labor), Blutgase, Lactat
  - FFS, 3-Hydroxybutyrat (essenziell!)
  - Insulin, Cortisol, Wachstumshormon
  - Carnitinstatus, Acylcarnitine
  - AS
  - weitere Serumprobe asservieren
- erste Urinprobe nach Fastenende gewinnen:
  - organische Säuren
  - Ketostix
  - Teil der Urinprobe asservieren

Bei Hypoglykämie < 2,6 mmol/l (< 45 mg/dl) oder klinischen Symptomen (z.B. reduzierte Bewusstseinslage)

- Proben gewinnen und Fasten abbrechen, dringende Glucoseanalyse im Labor anfordern; die Abschlussproben *müssen auf jeden Fall gewonnen werden*, z.B. auch bei einem Krampfanfall (Lactat ggf. sekundär erhöht)
- bei *Symptomen:* Gabe von Glucose 0,2 g/kg i.v. **(10 % Dextrose, 2 ml/kg, vorher bereitgestellt)** als langsamer Bolus
- falls danach immer noch symptomatisch: Glucose am Bett überprüfen, zusätzliche Glucose nur wenn BZ weiterhin niedrig (< 3 mmol/l) – ZU VIEL KANN SCHADEN! mögliche Infusion: 5–8 mg/kg/Min. (3–5 ml/kg/Std. von 10 % Dextrose)
- wenn *asymptomatisch:* kohlenhydratreiches Getränk, danach etwas zu essen
- vor Entlassung nach dem Test: Kind sollte mindestens eine Mahlzeit gegessen und toleriert haben

Interpretation (s. auch S. 6)

Hypoglykämie < 2,6 mmol/l (< 45 mg/dl) oder klinische Symptome (z.B. reduziertes Bewusstsein) sind bis zum Beweis des Gegenteils pathologisch. Freie Fettsäuren (FFS) und in Folge 3-Hydroxybutyrat steigen während des Fastens stark an; hohe FFS-Konzentrationen bei unzureichendem Anstieg von 3-Hydroxybutyrat (Normwerte s.S. 158) sind pathognomonisch für eine Störung der FS-Oxidation oder Ketogenese. Die Lactatwerte sollten < 2,1 mmol/l bleiben, können aber bei erschwerter Blutentnahme sekundär erhöht sein. Eine Hypoglykämie mit Lactaterhöhung und Ketose findet sich bei Glykogenosen, Gluconeogenesestörungen und Mitochondriopathien. Erhöhtes Alloisoleucin (Plasma-AS) spricht für eine (variante) Ahornsirupkrankheit. Ein Hyperinsulinismus besteht bei Werten > 3 mU/l bei Hypoglykämie (S. 109), während Cortisolspiegel < 400 nmol/l auf eine NNR-Insuffizienz hinweisen.

Glucagontest

Der Glucagontest untersucht die Verfügbarkeit von Glykogen zur Kompensation einer Hypoglykämie. Er hat durch die Möglichkeiten der enzymatischen und molekularen Diagnosemöglichkeiten an Bedeutung verloren, kann aber gelegentlich nützlich sein.

Indikationen

- Bestätigung einer Glykogenose
- Bestätigung von depletierten Glykogenspeichern am Ende eines Fastentests, hinweisend auf eine Störung der Gluconeogenese
- Beurteilung der Glykogenspeicher bei neonataler Hypoglykämie und V.a. kongenitalen Hyperinsulinismus

Vorgehen

Der Test ist nur bei einem niedrigen Ausgangswert der Blutglucose < 3,5 mmol/l (< 60 mg/dl) durchführbar; der Patient sollte im Verlauf nüchtern bleiben, solange keine Symptome einer Hypoglykämie auftreten und der Glucosespiegel nicht weiter abfällt.

- Blutglucose (Ausgangswert)
- Gabe von 500 µg (oder 30–100 µg/kg) Glucagon i.m.
- Blutglucosebestimmung nach 15, 30, 45 und 60 Min.
- zusätzlich Blutlactat bestimmen, sofern eine Glykogenose infrage kommt

Interpretation

Die Glucosespiegel sollten innerhalb 45 Min. um mindestens 1,4 mmol/l (25 mg/dl) ansteigen; ein unzureichender Anstieg weist auf eine Depletion der Glykogenspeicher oder eine gestörte Freisetzung von Glucose aus Glykogen hin. Dies kann bei den *Gluconeogenesestörungen* (z.B. Fructose-1,6-Bisphosphatase-Mangel) am Ende eines Fastentests gezeigt werden. Bei den *Glykogenosen* bleibt Glucose niedrig, aber Lactat steigt an. Ein normaler Glucoseanstieg findet sich beim *kongenitalen Hyperinsulinismus.*

Tetrahydrobiopterin-(BH$_4$-)Test

BH$_4$ ist Cofaktor der Phenylalanin-Hydroxylase (PAH) und anderer Hydroxylasen (s. auch S. 146). Bei Personen mit Hyperphenylalaninämie findet sich nach Gabe von BH$_4$ ein Abfall der Phe-Werte im Plasma, wenn (a) eine primäre Störung des BH$_4$-Stoffwechsels oder (b) eine cofaktorresponsive Form der PKU vorliegt.

Indikation

Diagnose eines BH$_4$-Cofaktor-Mangels bei Neugeborenen mit Hyperphenylalaninämie. Der Test kann auch eine BH$_4$-responsive Form der PKU (PAH-Mangel) nachweisen, eine BH$_4$-Behandlung der PKU wurde jedoch bislang (August 2004) noch nicht umfassend evaluiert und kann als Therapieoption noch nicht empfohlen werden.

Voraussetzungen

Plasma-Phe > 400 µmol/l (6 mg/dl). Die Kombination mit einer Phe-Belastung vor BH$_4$-Applikation wird nicht empfohlen, da die Ergebnisse kaum zu interpretieren sind. Zusätzlich zum BH$_4$-Test sollte die Dihydropteridin-Reduktase-Aktivität in einer Trockenblutkarte bestimmt werden (meist zusammen mit BH$_4$-Testproben verschickt).

Vorgehen

- Blut- und Urinprobe für Ausgangswerte
- Gabe von 20 mg/kg BH$_4$ (verdünnt in Wasser) 30 Min. vor einer normalen Mahlzeit
- Blutproben nach 1, 2, 4, 8 und 24 Std., Sammelurin für 4–8 Std. (vor Licht schützen)

Proben
- jeweils 1–2 ml EDTA/Heparin-Blut für die Bestimmung von Phe und Tyr (Plasma abzentrifugieren und einfrieren, Versand auf Trockeneis)
- 5 ml Urin für die Pterinanalyse: vor Wärme und Licht schützen, sofort einfrieren und auf Trockeneis verschicken, oder Urin mit MnO$_2$ oxidieren und per Express versenden (s.S. 37)

Interpretation

Bei klassischer PKU bleiben die Phe-Werte nach BH$_4$-Gabe unverändert hoch, während bei einem primären Cofaktormangel (Störung des Pterinstoffwechsels, s.S. 146) die Phe-Werte stark abfallen und die Tyr-Werte ansteigen. Ein langsamer und mäßiger Abfall der Phe-Werte spricht für eine BH$_4$-responsive PKU.

Phenylalaninbelastungstest

Dieser Test untersucht die Kapazität der Hydroxylierung von Phe zu Tyr und erfasst sowohl die Funktion des Enzyms Phenylalanin-Hydroxylase als auch die Verfügbarkeit des Cofaktors BH_4. Für die Bewertung wichtig ist der Verlauf der Phe- und Tyr-Werte nach Belastung.

Indikationen
- unklare dystone Bewegungsstörung, besonders V.a. Segawa-Syndrom
- V.a. Störung im Bereich der biogenen Amine oder des Pterinstoffwechsels (s.S. 143)

Vorgehen
Der Test sollte frühestens eine Stunde nach der letzten Mahlzeit durchgeführt werden.
- Blutprobe für Ausgangswerte
- Gabe von 100 mg/kg L-Phenylalanin in Orangensaft, ggf. per Magensonde
- Blutproben nach 1, 2, 4 und 6 Std.

Proben
- jeweils 2 x ca. 1 ml EDTA/Heparin-Blut für die Bestimmung von Phe, Tyr und Pterinen (Plasma abzentrifugieren und in 2 Portionen einfrieren, Versand auf Trockeneis).

Interpretation
Ein langsamer Abfall von Phe und verzögerter Anstieg von Tyr spricht für eine verringerte Hydroxylierungskapazität. Falls dabei Biopterin ansteigt, ist eine primäre Störung der Pterinsynthese unwahrscheinlich, und die Störung liegt wahrscheinlich im Bereich der Phenylalanin-Hydroxylase (z.B. Heterozygotie für PKU).

Allopurinoltest

Der Allopurinoltest erfasst einen erhöhten Durchsatz in der Pyrimidinsynthese (s.S. 139) z.b. als Folge einer Akkumulation von Carbamylphosphat aus der mitochondrialen NH_3-Entgiftung (s.S. 61).

Indikation

V.a. heterozygoten oder milden OTC-Mangel:
* unklare passagere bzw. intermittierende Hyperammonämie mit neurologischen Symptomen (z.b. Epilepsie, Ataxie)
* unklare komatöse oder enzephalopathische Zustände, neurodegenerative Krankheitsverläufe bei Mädchen
* Mädchen und Frauen mit Risiko für OTC-Überträgerstatus und fehlendem Mutationsnachweis beim Indexpatienten

Vorgehen

In den 24 Std. vor dem Test sind zu vermeiden: Kaffee (coffeinfrei erlaubt), Tee, Kakao, Schokolade, Cola, benzoathaltige Erfrischungsgetränke. Durchführung bei Frauen möglichst 7–12 Tage nach der Monatsblutung. Testbeginn am besten morgens.
* Ausgangswerte: Spontanurin vor Testbeginn
* Gabe von Allopurinol oral: 100 mg (< 6 Jahre), 200 mg (6–10 Jahre), 300 mg (> 10 Jahre)
* Sammelurin in 4 Portionen: 0–6 Std., 7–12 Std., 13–18 Std., 19–24 Std.

Proben
Von Spontanurin und Sammelurinen jeweils 10 ml sofort einfrieren oder mit 3 Tropfen Chloroform konservieren. Auf genaue Beschriftung der Proben achten und mit Angabe aller in den letzten Tagen verabreichten Medikamente einsenden. In allen Proben sollte Orotsäure und Orotidin mittels HPLC (nicht mit einer kolorimetrischen Methode) quantifiziert werden (s.S. 36).

Interpretation

Ein übermäßiger Anstieg von Orotsäure und Orotidin spricht für einen erhöhten Durchsatz in der Pyrimidinsynthese. Der Test hat nur eine mäßige Sensitivität und Spezifität, und falsch positive und falsch negative Testergebnisse werden beobachtet. Ein negativer Allopurinoltest (bzw. Proteinbelastung) schließt einen heterozygoten OTC-Mangel nicht aus, da der Mosaizismus (Lyonisierung) in der Leber so zugunsten normaler Hepatozyten verteilt sein kann, dass metabolische Konsequenzen nicht erfasst werden. Ggf. ist eine Mutationsanalyse oder Leberbiopsie (Enzymatik) indiziert.

Unterarmischämietest

Der Ischämietest erfasst die muskuläre Energiegewinnung durch anaerobe Glykolyse (erzeugt Lactat) und Aktivierung des Purinnukleotidzyklus (die Desaminierung von AMP zu IMP erzeugt NH_3). Er kann bei Patienten mit belastungsabhängigen Muskelschmerzen hilfreich sein (s.s. 16), ist jedoch schmerzhaft und bedarf beträchtlicher Kooperation des Patienten. Der Test ist daher bei jüngeren Kindern nicht durchführbar. **Die Ergebnisse sind nicht auswertbar, wenn weder Lactat noch NH_3 adäquat ansteigen.**

Vorgehen

- Dynamometer, Sphygmomanometer oder handgetriebene Taschenlampe besorgen
- Spontanurin 20–30 Min. vor Test (Myoglobin), anschließend 20–30 Min. ruhiges Liegen im Bett
- venöser Zugang in Kubitalvene am Testarm (bei Rechtshändern rechts), Ausgangswerte abnehmen (Lactat, NH_3, CK)
- Blutdruckmanschette am Oberarm aufpumpen: 20 mm Hg > systolischer Blutdruck
- Patient soll nun alle 1–2 Sek. für 2 Min. einen Dynamometer (bis 80 % maximale Kraft), Sphygmomanometer (über 100 mm Hg) oder eine handgetriebene Taschenlampe (maximale Anstrengung) fest zusammendrücken (energische Aufforderungen); dann Ablassen der Blutdruckmanschette
- Blutentnahme aus venösem Zugang 1, 3, 5 und 7 Min. nach Muskelbelastung (Lactat, NH_3, CK)
- Spontanurin nach Belastung (Myoglobin)

Interpretation

- normal: Lactatanstieg > 2 mmol/l über Ruhewert, NH_3-Anstieg > 50 μmol/l über Ruhewert
- fehlender Anstieg von Lactat *und* NH_3: Test nicht auswertbar (unzureichende Muskelaktivität)
- fehlender Lactatanstieg: V.a. Störung der Glyko(-geno-)lyse
- fehlender NH_3-Anstieg: V.a. Myoadenylat-Desaminase-Mangel
- Anstieg von CK oder Myoglobin: V.a. Oxidationsdefekt langkettiger FS

Neugeborenen-(NG-)Screening

Das universelle NG-Screening wurde in den 60er-Jahren zur frühen Diagnose der PKU eingeführt und später auf einzelne andere Krankheiten ausgeweitet. Kürzlich wurde die Methodik in zahlreichen Zentren auf Tandem-MS umgestellt, wodurch zahlreiche weitere Störungen des Intermediärstoffwechsels erkannt werden.

Erkrankungen die im NG-Screening erfasst werden
- *in den meisten Zentren des deutschprachigen Raums:* PKU, Hypothyreose, Galactosämie
- *regional (national) unterschiedlich:* Biotinidasemangel, Ahornsirupkrankheit, adrenogenitales Syndrom, Mukoviszidose, Sichelzellanämie, Thalassämien
- *Tandem-MS (zunehmend verbreitet):* Aminoacidopathien, Organoacidurien, FS-Oxidationsstörungen, einige Harnstoffzyklusdefekte

Vorgehen bei erhöhten Galactosespiegeln

Vor Beginn einer lactosefreien Diät sollten adäquate Blutproben gewonnen werden. Im Zweifelsfall: Trockenblutkarte + 2 ml EDTA-Vollblut bei Raumtemperatur lagern. Eine klassische Galactosämie sollte ggf. auch nach Diätbeginn enzymatisch abgeklärt werden. Nach Austauschtransfusion: GALT-Aktivität bei den Eltern messen.

Galactose (gesamt) 20–30 mg/dl (1,1–1,7 mM)
- Screening-Test wiederholen (Trockenblutkarte): Galactose, GALT-Aktivität
- keine Behandlung, ambulante Wiedervorstellung

Galactose (gesamt) 30–40 mg/dl (1,7–2,2 mM)
- Screening-Test wiederholen (Trockenblutkarte): Galactose, GALT-Aktivität
- lactosefreie Milch ansetzen, ambulante Wiedervorstellung und endgültige Diät-entscheidung wenn die Ergebnisse vorliegen

Galactose (gesamt) > 40 mg/dl (2,2 mM)
- sofortige stationäre Aufnahme und Umstellung auf lactosefreie Milch
- klinische Untersuchung: Allgemeinzustand, genaue Abklärung von Leber- und Nierenfunktion (Gerinnung, Ultraschall usw.)
- spezifische Analysen (S. 35): Galactose, Galactose-1-phosphat, GALT-Aktivität

Indikation für die Diätbehandlung bei Galactosämie (s.S. 102)

Wichtigster Parameter bei der klassischen Galactosämie ist Galactose-1-phosphat in Erythrozyten, das bis auf 100 mg/dl ($\sim$ 4 mM) ansteigen kann (Norm < 0,3 mg/dl $\sim$ 11 µM). Durch hohe Galactokinaseaktivität sind die Werte beim Neugeborenen relativ hoch, sinken jedoch (z.B. bei Kindern mit milder Galactosämie) rasch ab.

Galactose-1-phosphat   0,5–2 mg/dl (19–76 µM)   → Lactosereduktion
                         > 2 mg/dl (> 76 µM)   → lactosefreie Diät

Vorgehen bei erhöhten Phenylalaninspiegeln

Eine neonatale Hyperphenylalaninämie kann verursacht sein durch
- primärer Phenylalanin-Hydroxylase-Mangel (S. 71)
- Phenylalanin-Hydroxylase-Mangel durch gestörte Synthese des Cofaktors BH_4 (S. 146)
- Frühgeburtlichkeit
- Leber- oder Nierenversagen, Tyrosinämie, Galactosämie
- Medikamente (z.B. Trimethoprim), Chemotherapeutika (z.B. Methotrexat)
- parenterale Ernährung

Spezifische Untersuchungen
- *AS im Plasma:* S. 31
- *BH_4-Test:* S. 49
- *Pterinanalyse:* S. 37
- *Mutationsanalyse im PAH-Gen:* Sensitivität > 98 %; Nachweis von Mutationen auf beiden Chromosomen bestätigt einen PAH-Mangel und kann Hinweise auf den erwarteten Schweregrad geben; die Analytik ist jedoch teuer, nicht universell erhältlich und letztlich nicht notwendig für die adäquate Betreuung der Patienten

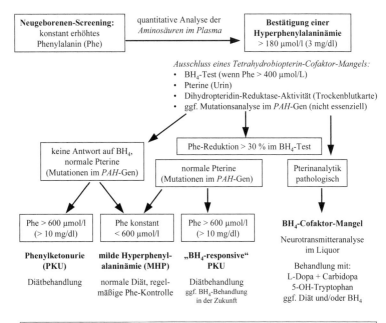

> **Neugeborenen-Screening:**
> konstant erhöhtes
> Phenylalanin (Phe)

quantitative Analyse der
Aminosäuren im Plasma

> **Bestätigung einer
> Hyperphenylalaninämie**
> > 180 µmol/l (3 mg/dl)

Ausschluss eines Tetrahydrobiopterin-Cofaktor-Mangels:
- BH_4-Test (wenn Phe > 400 µmol/L)
- Pterine (Urin)
- Dihydropteridin-Reduktase-Aktivität (Trockenblutkarte)
- ggf. Mutationsanalyse im *PAH*-Gen (nicht essenziell)

keine Antwort auf BH_4,
normale Pterine
(Mutationen im *PAH*-Gen)

Phe-Reduktion > 30 % im BH_4-Test

normale Pterine
(Mutationen im *PAH*-Gen)

Pterinanalytik
pathologisch

Phe > 600 µmol/l (> 10 mg/dl)	Phe konstant < 600 µmol/l	Phe > 600 µmol/l (> 10 mg/dl)	**BH_4-Cofaktor-Mangel**
Phenylketonurie (PKU)	**milde Hyperphenyl-alaninämie (MHP)**	**„BH_4-responsive"PKU**	Neurotransmitteranalyse im Liquor
Diätbehandlung	normale Diät, regel-mäßige Phe-Kontrolle	Diätbehandlung ggf. BH_4-Behandlung in der Zukunft	Behandlung mit: L-Dopa + Carbidopa 5-OH-Tryptophan ggf. Diät und/oder BH_4

> Die Diagnose einer PKU im NG-Screening schließt Stillen **nicht** aus.

Tandem-Massenspektroskopie (Tandem-MS)

In vielen Zentren des deutschsprachigen Raums wurde das NG-Screening auf die Analyse von Acylcarnitinen und AS mittels Tandem-MS erweitert. Es erlaubt die frühe Diagnose einer sehr viel größeren Zahl von Stoffwechselkrankheiten (Aminoacido-pathien, Organoacidurien, FS-Oxidationsstörungen und einige Harnstoffzyklusdefekte) bei allen Neugeborenen. Dies ist bei verschiedenen Krankheiten von klarem Nutzen (z.B. beim schweren MCAD-Mangel oder der Glutaracidurie Typ I), es werden aber auch milde biochemische Anomalien oder Krankheitsvarianten von fraglicher klinischer Bedeutung gefunden, was zu einer unnötigen Behandlung gesunder Kinder und Sorge der Eltern führen kann. Gegenwärtig werden Nutzen und Probleme der neuen Methode international in großen Studien evaluiert.

Erkrankung	Seite	Schlüssel-metaboliten	Empfehlung (asymptomatischer Patient)
PKU	71	Phe, Tyr	rasche stationäre Aufnahme
Ahornsirupkrankheit	73	Val, Leu (Ile)	**sofort** stationäre Aufnahme
Citrullinämie	63	Cit	**sofort** stationäre Aufnahme
Argininbernsteinsäure-Krkh.	63	Asa	**sofort** stationäre Aufnahme
PA	65	C_3, C_3/C_0, C_3/C_2,	**sofort** stationäre Aufnahme
MMA	66	C_4DC	
Malonacidurie	69	C_3DC, C_4DC	rasche stationäre Aufnahme
Isovalerianacidurie	65	C_5, C_5/C_2	**sofort** stationäre Aufnahme
2-Methylbutyracidurie	67	(Methyl-C_4)	
3-Methylcrotonylglycinurie	66	C_5OH, C_6DC	rasche Ambulanzvorstellung
Multipler Carboxylasemangel	69	(C_4OHDC)	bei hohen Werten
3-Methylglutaconacidurie I	66		stationär aufnehmen
HMG-CoA-Lyase-Mangel	97		
Glutaracidurie Typ I	67	C_5DC (Glut)	rasche stationäre Aufnahme
3-Oxothiolase-Mangel	98	$C_{5:1}$	rasche stationäre Aufnahme
Carnitintransportermangel	95	sehr niedriges C_0	rasche Ambulanzvorstellung
CPT-I-Mangel	95	$C_0/(C_{16} + C_{18})$	**sofort** stationäre Aufnahme
Carnitin-Translokase-Mangel	95	C_{16}, C_{18};	**sofort** stationäre Aufnahme
CPT-II-Mangel	95	niedriges C_0	
VLCAD-Mangel	96	$C_{14:1}$, $C_{14:2}$	**sofort** stationäre Aufnahme
LCHAD-Mangel	96	$C_{16}OH$, $C_{18:1}OH$	**sofort** stationäre Aufnahme
MCAD-Mangel	96	C_8, C_8/C_2, C_8/C_{12}	rasche Ambulanzvorstellung
MAD-Mangel	97	diverse (C_4–C_{18})	**sofort** stationäre Aufnahme

„Schlüsselmetaboliten" sind erhöht, sofern nicht anders angegeben. „Rasch" = innerhalb von 1–2 Tagen. DC = Dicarbonsäuren. *Abstillen* ist in der Regel *nicht notwendig* (Ausnahmen: klassische Galactosämie, manche Oxidationsdefekte langkettiger FS).

Andere Auffälligkeiten in der Tandem-MS-Analyse	Empfehlung	Seite
Tyr und Met erhöht	Tyrosinämie Typ I ausschließen; Leberfunktion überprüfen	72
Met erhöht, Tyr normal	Homocystinurie und ggf. andere Störungen des Methioninstoffwechsels ausschließen	77
Gly erhöht	evtl. nichtketotische Hyperglycinämie	80
Arg erhöht	evtl. Argininämie	63
C_5OH bei älteren Kindern	ggf. Biotinidasemangel ausschließen	69
Niedriges C_0	sekundärer oder primärer Carnitinmangel	95
C_4 (iso-C_4) erhöht	evtl. Isobutyracidurie, SCAD-Mangel	67, 97

Stoffwechselwege
und ihre Störungen

Aminosäuren- und Proteinstoffwechsel

Störungen der Umwandlung bzw. des Abbaus von Aminosäuren (AS) führen häufig über die Akkumulation toxischer Metaboliten zu Organschädigungen, wobei neben dem Gehirn oft Leber und Niere betroffen sind. Akute Symptome werden häufig durch eine katabole Stoffwechsellage ausgelöst, bei der endogene Proteine abgebaut und AS freigesetzt werden. Die klinische Symptomatik ergibt sich aus der spezifischen Toxizität akkumulierender Metaboliten bzw. dem Mangel von Produkten, dem Schweregrad des Enzymdefektes sowie insbesondere aus dem Ausmaß und der Dauer der Proteinzufuhr bzw. des endogenen Proteinabbaues bei kataboler Stoffwechsellage. Einzelne Krankheiten führen zu chronischen neurologischen Schäden ohne akute Entgleisungen. Ein Teil der Störungen in dieser Gruppe wird im NG-Screening mittels Tandem-MS erkannt (S. 55). Die meisten *Aminoacidopathien* betreffen zytosolische Enzyme und werden über die Analyse der AS im Plasma (oder Urin) diagnostiziert. Die klassischen *Organoacidopathien* werden durch den Mangel mitochondrialer Enzyme verursacht, welche für den Abbau von kleinen CoA-aktivierten Carbonsäuren (z.B. nach Desaminierung von AS) notwendig sind, und werden über die Ausscheidung der organischen Säuren im Urin diagnostiziert. Häufig stören sie den Energiestoffwechsel und verursachen eine (Lactat-) Acidose. Die Behandlung umfasst häufig (a) Proteinrestriktion, (b) Supplementation der normal verstoffwechselten AS sowie (c) spezifische Detoxifizierungsmaßnahmen. Die Behandlung beschränkt sich nicht auf das Kindesalter, sondern muss meist lebenslang fortgesetzt werden.

Typische Manifestationsformen und Befunde
- akutes Koma, Ataxie bzw. Enzephalopathie ohne Hinweis auf Enzephalitis
- akute, unklare Verschlechterung oder ungewöhnlich lange Krankheitsdauer eines unspezifischen Infektes; unklare Multisystemerkrankung
- unklare, progrediente neurologische Symptomatik
- Ketonurie beim Neugeborenen, unklare Acidose
- Hypoglykämie
- Hyperammonämie

Manifestationsalter
Störungen des AS-Stoffwechsels können sich in jedem Alter manifestieren, betroffene Kinder sind jedoch bei Geburt bzw. am ersten Lebenstag in der Regel asymptomatisch. Erkrankungen mit akuter Präsentation manifestieren sich oft bei erhöhtem Proteinkatabolismus, z.B. in der *Neugeborenenperiode* (Stoffwechselumstellung, verzögerte Nahrungsaufnahme), im *späten Säuglingsalter* (Umstellung auf proteinreiche Mahlzeiten mit größerem Abstand, häufige Infekte mit Fieber, Nahrungsverweigerung, Erbrechen) oder in der *Pubertät* (Änderung des Wachstums, psychosoziale Faktoren).

Grundlagen der Behandlung

Dieser Abschnitt beschreibt die Grundlagen der Behandlung nach Diagnosestellung. Siehe Seite 3 für das Vorgehen bei Kindern mit ungeklärter Stoffwechselentgleisung sowie Seite 8 für die Notfallbehandlung der Hyperammonämie.

Bei den meisten akut manifestierenden Störungen des AS-Stoffwechsels kann ein erhöhter Proteinabbau bei kataboler Stoffwechsellage (Fasten, Infektion, Impfung, Operation) in sehr kurzer Zeit eine massive Akkumulation toxischer Metaboliten verursachen, die zur schweren Hirnschädigung und zum Tod führen kann. Bei solchen Erkrankungen ist es von höchster Wichtigkeit, dass eine katabole Stoffwechsellage mit drohender Stoffwechselentgleisung zu einem sehr frühen Zeitpunkt durchbrochen wird. Da dies meist zu Hause passiert, muss die Familie unbedingt in den adäquaten Notfallmaßnahmen ausgebildet sein.

Patienten sollten einen *Notfallausweis* oder ein Notfallarmband tragen, welche essenzielle Informationen, Telefonnummern und Hinweise zu Notfallmaßnahmen enthalten. *Impfungen* sollten wie empfohlen durchgeführt werden, speziell sollte auch gegen Windpocken, Hepatitis A und Influenza geimpft werden. Vor und während Operationen müssen besondere Vorsichtsmaßnahmen getroffen werden.

Prinzipien der Langzeitbehandlung

1. *Diät:* Proteinrestriktion mit Supplementierung der nicht im Abbau gestörten AS als semisynthetische Mischung; Supplementierung von Mineralien und Spurenelementen. Cave: Mangelernährung durch „Überbehandlung", welche zu einer katabolen Stoffwechsellage führen kann (durch Analyse der AS im Plasma erkennbar). altersabhängiger Proteinbedarf: s. folgende Seite
2. ggf. Gabe *spezifischer entgiftender Medikamente*, z.B. bei Harnstoffzyklusdefekt
3. ggf. Gabe *spezifischer Vitamine* bzw. *Cofaktoren*, z.B. bei Biotinidasemangel und Holocarboxylase-Synthetase-Mangel, Vitamin-B_{12}-abhängige MMA, Vitamin-B_6- oder -B_{12}-abhängige Homocysteinämien, Vitamin-B_2-abhängiger multipler Acyl-CoA-Dehydrogenase-Mangel
4. Gabe von *Carnitin* (50–100 mg/kg/Tag), bei allen Erkrankungen, die mit einer intramitochondrialen Akkumulation von CoA-Estern einhergehen, also den meisten Organoacidopathien
5. regelmäßige *Gedeihkontrollen:* Gewicht, Größe, Kopfumfang, Entwicklung
6. regelmäßige *Laborkontrollen* bei Patienten mit Proteinrestriktion (Parameter abhängig von der Erkrankung): Blutbild, Calcium, Phosphat, Magnesium, Eisen, Leber- und Nierenwerte, AP, Gesamtproteine, Albumin, Präalbumin, Cholesterol, Triglyceride, Vitamine, Carnitin, Säure-Basen-Status, NH_3, Lactat, AS im Plasma, OS im Urin, Acylcarnitine

Proteinbedarf (g/kg/Tag)

Alter	Revidierte sichere Werte (Dewey et al. 1996)	Deutsche Gesellschaft für Ernährung 1985
0–3 Monate	2,7–1,6	2,7–2,1
4–12 Monate	1,4–1,1	2,1–2,0
1–3 Jahre	1,0	1,7
4–6 Jahre	0,9	1,6
7–9 Jahre	0,9	1,4
10–12 Jahre	0,9	1,1
13–15 Jahre	0,9	1,0
Erwachsene	0,8	0,9

Die revidierten sicheren Werte von Dewey et al. *Eur J Clin Nutr* 1996; 50 Suppl. 1: 119–47 beziehen sich auf hochwertiges Protein und werden z.B. für Kinder mit Harnstoffzyklusdefekten verwandt. Bei Kindern mit PKU und anderen Erkrankungen mit beschränkter Zufuhr einzelner AS kann der Proteinbedarf höher sein, sodass hier besser mehr natürliches Protein gegeben wird, entsprechend den Empfehlungen der Deutschen Gesellschaft für Ernährung (1985).

Behandlung interkurrenter Erkrankungen zu Hause

Bei Gefahr der Stoffwechselentgleisung durch Trinkschwäche, Erbrechen, Infekt:
- Proteinzufuhr stoppen, ausreichend Flüssigkeit (Wasser, Tee) mit viel Maltodextrin (Kohlenhydrate) und etwas Salz entsprechend nachfolgender Tabelle zuführen:

Alter	Glucosepolymer bzw. Maltodextrinlösung		
	%	kcal/100 ml	Tagesmenge
0–1 Jahr	10	40	150–200 ml/kg
1–2 Jahre	15	60	95 ml/kg
2–10 Jahre	20	80	1 200–2 000 ml/Tag
> 10 Jahre	25	100	2 000 ml/Tag

20%ige Lösung entspricht 2 Messlöffeln (á 25 g) auf 250 ml Wasser oder Tee.

- Nahrungsaufbau nach spätestens 24–48 Std.: einen Tag halbe Menge natürlichen Proteins, einen Tag ¾, dann gesamte Tagesmenge
- Stoffwechseleinstellung kurzfristig (nach ca. 1 Woche) überprüfen (AS im Plasma) – in Rekonvaleszenz kann vorübergehend eine höhere Proteinzufuhr notwendig werden

Bei rezidivierendem Erbrechen, unzureichender Zufuhr von Flüssigkeit und Energie, Verschlechterung des klinischen Zustandes oder längerer Dauer der interkurrenten Erkrankung müssen Patienten, deren Grundkrankheit mit akuten Stoffwechselentgleisungen einhergeht, umgehend stationär aufgenommen werden. Bei Vorstellung in der Notaufnahme sollen diese Patienten sofort von einem Spezialisten untersucht und die notwendigen Therapiemaßnahmen ohne Verzögerung begonnen werden.

Notfallbehandlung im Krankenhaus

Alle Patienten mit einer bekannten Störung des AS-Stoffwechsels und Risiko akuter
Entgleisungen sollten an ein Stoffwechselzentrum angebunden werden, in dem ein Team
von Spezialisten zu jeder Tages- und Nachtzeit erreichbar ist. Alle Krankenhäuser sollten
mit den regionalen Stoffwechselangeboten vertraut sein.

1. *adäquate Blutproben entnehmen:* Basisdiagnostik (S. 1), AS im Plasma, Leber- und
   Nierenwerte usw.

2. *katabole Stoffwechsellage durchbrechen:* hoch dosierte Zufuhr von Energie, i.d.R.
   10 % Glucose i.v., 150 ml/kg/Tag (~10 mg/kg/Min., ~ 60 kcal/kg/Tag) (in Ausnahmen Magensonde), ggf. mit Insulin (Lactat kontrollieren), ggf. parenterale Lipide
   1 g/kg/Tag

3. *Proteinrestriktion;* bei manchen Organoacidurien kann außerdem die Anhäufung
   toxischer Metaboliten durch Darmsterilisation (Metronidazol, Colistin) vermindert
   werden (nur bei bekannter Diagnose und klarer Indikation)

4. *adäquate Zufuhr von Flüssigkeit und Elektrolyten:* Natriumkonzentration auf
   ≥ 140 mmol/l einstellen, um die Gefahr eines Hirnödems zu verringern

5. *Antibiotika ansetzen,* sobald es irgendwelche Hinweise auf eine Infektion gibt

6. *detoxifizierende Maßnahmen* abhängig von Erkrankung bzw. Laborbefunden: verstärkte Diurese, Dialyse, Hämofiltration usw.

7. *spezifische medikamentöse Behandlung* (Vitamine, Carnitin usw.) abhängig von der
   Erkrankung bzw. den Laborbefunden

Störungen in der Entgiftung von Ammoniak – Harnstoffzyklusdefekte

Harnstoffzyklusdefekte gehören zu den häufigsten Stoffwechselkrankheiten (kumulative Inzidenz ca. 1 : 8 000). Sie können sich in jedem Lebensalter manifestieren, sind meist leicht zu diagnostizieren (werden aber oft übersehen) und sind prinzipiell behandelbar. Die notfallmäßige Bestimmung von NH_3 gehört zur Basisdiagnostik bei allen Patienten mit unklarer Enzephalopathie.

Biochemie

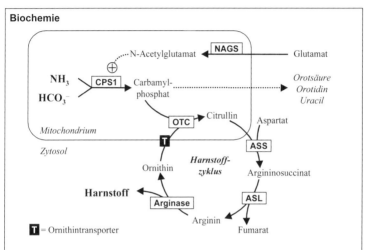

T = Ornithintransporter

Die Entgiftung des im AS-Abbau entstehenden NH_3 erfolgt hauptsächlich durch Harnstoffbildung in der Leber. Bei einem Mangel von Argininosuccinat-Synthetase (ASS) oder Argininosuccinat-Lyase (ASL) stauen sich Citrullin (eine Stickstoffgruppe) bzw. Argininosuccinat (zwei Stickstoffgruppen) an, welche durch renale Ausscheidung zur NH_3-Entgiftung beitragen, sofern ausreichend Ornithin als Trägersubstanz des Harnstoffzyklus zur Verfügung steht. Carbamylphosphat-Synthetase I (CPS1) benötigt die Aktivierung durch N-Acetylglutamat, welches mittels N-Acetylglutamat-Synthetase (NAGS) gebildet wird. OTC = Ornithin-Transcarbamylase.

Die Effektivität der hepatischen NH_3-Entgiftung wird durch Glutaminsynthese (im venösen Bereich der Leberläppchen) gesteigert. Glutamin erhält dadurch eine Pufferfunktion. Eine erhöhte Glutaminkonzentration (Norm < 700 µmol/l) im Plasma ist der empfindlichste Parameter einer unzureichenden Harnstoffsynthese. Bei Umgehung der Leber (z.B. offener Ductus venosus Arantii) kann NH_3 weder zu Harnstoff noch Glutamin ausreichend entgiftet werden. Ungenügende Argininzufuhr (z.B. parenteral) oder Transportdefekte der dibasischen AS führen zu Mangel an intramitochondrialem Ornithin mit Akkumulation von Carbamylphosphat und Hyperammonämie.

Klinische Merkmale

- *Neugeborene:* rasch progrediente Symptome ab 2. Lebenstag (relativ kurzes unauffälliges Intervall): Lethargie, Trinkschwäche, Hyperventilation, Krampfanfälle, Enzephalopathie mit zunehmendem Koma, Temperaturlabilität, Reflexverlust, Gerinnungsstörung → Hirnblutung (ggf. mittels Ultraschall ausschließen)
- *Säuglinge und Kinder:* Gedeihstörung, Nahrungsverweigerung, Erbrechen, chronisch neurologische Symptomatik (Ataxie); episodische Enzephalopathie mit Lethargie, Ataxie, zerebralen Anfällen
- *Jugendliche und Erwachsene:* chronische neurologische oder psychiatrische Symptomatik, Verhaltensauffälligkeiten mit Verwirrung, Lethargie, Psychose, rezidivierende Enzephalopathie bei hoher Proteinzufuhr/-katabolismus oder Stress

Akutbehandlung

Siehe Seite 8. Der wichtigste diagnostische Laborparameter ist NH_3 im Blut. Eine Hyperammonämie ist eine der dringendsten Notfälle der Stoffwechselmedizin und muss sofort und aggressiv behandelt werden.

Langzeitbehandlung (oral)

1. *Anabolie erhalten*
2. *begrenzte Proteinzufuhr:* sofern möglich minimalen Proteinbedarf als natürliches Protein (enthält ca. 50 % essenzielle AS); ggf. natürliches Protein durch die halbe Menge einer Spezialmischung essenzieller AS ersetzen
3. *Substitution von Arginin* 100–200 mg/kg/Tag (OTC/CPS1-Mangel) bzw. bis zu 600 mg/kg/Tag (ASS/ASL-Mangel).
   Citrullin (gleiche Dosis, nur oral verfügbar) ist eine Alternative bei schwerem OTC/CPS1-Mangel (zusätzliche äquimolare NH_3-Elimination, jedoch teurer als Arg)
4. *Entfernung von NH_3:* Na-Benzoat 250–400 mg/kg/Tag (eliminiert äquimolar Glycin) und/oder Na-Phenylbutyrat 250–500 mg/kg/Tag oral (eliminiert äquimolar Glutamin = 2 mol NH_3)
5. *Supplementierung von Vitaminen und Spurenelementen* (u.a. Folsäure 500 µg/Tag)
6. bei nachgewiesenem Mangel: *Carnitin* 30–50 mg/kg
7. ggf. *Lactulose* 3 x 4–20 g/Tag (bindet Darmammoniak durch sauren pH-Wert)

Laborwerte regelmäßig kontrollieren (anfangs täglich) und Diät anpassen um übermäßige Proteinrestriktion (Überbehandlung) zu vermeiden. Zielwerte:

- *NH_3* < 80 µmol/l
- *Orotsäure* < 10 mmol/mol Kreatinin (bei Defekten jenseits der CPS1)
- *Gln* < 800 µmol/l (bei Behandlung mit Na-Phenylbutyrat nicht zu tief!)
- *Gly* 100–150 µmol/l (bei Behandlung mit Na-Benzoat)
- *Arg* 80–150 µmol/l (ansonsten Substitution von Arginin bzw. Citrullin erhöhen)
- *essenzielle AS* im Normbereich, insbesondere bei Phenylbutyratbehandlung
  - Ile > 25 µmol/l; Marker für ausreichende Proteinzufuhr
  - *Thr* > 100 µmol/l, im 1. Lj. > 70; Marker der längerfristigen exogenen Proteinzufuhr, nimmt nach vorangehendem Proteinmangel im Plasma überschießend zu
- cave: *Hypokaliämie* bei Therapie mit Na-Phenylbutyrat oder -Benzoat (Kontrollen!)

Ausreichend Flüssigkeit (> 1 000 ml/Tag)
Impfungen wie empfohlen, sowie zusätzlich gegen Varizellen, Hepatitis A, Influenza
Infekte früh behandeln, ggf. blind mit Antibiotika
Cave: versteckter Stickstoff, z.B. Lakritze (Salmiak)

Ornithin-Transcarbamylase-(OTC-)Mangel

Klinik: *Jungen:* meist schwerste Hyperammonämie, oft neonatal letal, aber auch mildere Varianten
Mädchen und Frauen: klinisches Bild auch innerhalb der Familie variabel, abhängig u.a. vom Muster der X-Inaktivierung in der Leber

Erbgang: X-chromosomal semidominant (Überträgerinnen können symptomatisch sein)

Inzidenz: 1 : 14 000 (häufigster Harnstoffzyklusdefekt)

Diagnose: AS (Plasma): ↑ Gln, ↓ Cit, Arg (↑ Lys wegen Knappheit von 2-Oxoglutarat); ↑↑ Orotsäure, Uracil (Urin); Mutationsanalyse; ggf. Allopurinoltest (s.S. 51); ggf. Enzymatik (Leber, Darm)

Carbamylphosphat-Synthetase-I-(CPS I-)Mangel

Klinik: oft schwerer neonataler Verlauf, mildere Variante zu jedem Alter

Diagnose: AS (Plasma): ↑ Gln, ↓–n Cit; normale oder niedrige Orotsäure (Urin); Enzymatik (Leber); Molekulargenetik

Citrullinämie

Klinik: günstigerer Verlauf bei nicht neonatalen Formen

Enzym: Argininosuccinat-Synthetase (ASS)

Diagnose: AS (Plasma): ↑↑ Cit, ↓ Arg; ↑ Orotsäure (Urin); Enzymatik (Fibroblasten)

Argininbernsteinsäurekrankheit

Klinik: gute NH$_3$-Kontrolle bei genügender Argininzufuhr (NH$_3$-Entgiftung über Argininosuccinat [Asa] im Urin), trotzdem neurologische oder hepatische Probleme

Enzym: Argininosuccinat-Lyase (ASL)

Diagnose: AS (Urin): ↑↑ Asa; ↑ Orotsäure (Urin); AS (Plasma): ↑ Cit, ↓ Arg; Enzymatik (Erythrozyten, Fibroblasten)

Argininämie

Klinik: relativ milde Hyperammonämie, selten akute Manifestation, progrediente Spastik (Spitzfußstellung), Epilepsie und psychomotorische Retardierung ab 2. Lj. durch hohe Argininwerte

Enzym: Arginase

Diagnose: AS (Plasma): ↑↑ Arg (cave: beim Neugeborenen u.U. normal!); ↑↑ Orotsäure (Urin); Enzymatik (Erythrozyten)

Therapie: Na-Phenylbutyrat, argininarme Diät

HHH-Syndrom (Hyperammonämie, Hyperornithinämie, Homocitrullinurie)

Klinik: variable Enzephalopathie, Gerinnungsstörung mit verminderten Faktoren VII und X

Biochemie: Störung des Orn-Transports zwischen Zytoplasma und Mitochondrium

Diagnose: AS (Plasma): ↑↑ Orn (fehlender Abbau über mitochondriale OAT, s.S. 81; Orn kann beim Neugeborenen normal sein), Arg + Cit normal; AS (Urin): ↑ Orn, ↑ Homocitrullin; Enzymatik (Fibroblasten)

Therapie: ggf. Orn-Substitution (erhöht mitochondriale Verfügbarkeit)

Weitere genetische Defekte der Ammoniakentgiftung

- *N-Acetylglutamat-Synthetase-(NAGS-)Mangel* – selten, meist schwerer Verlauf (wie CPS-Mangel); effektive Behandlungsmöglichkeit durch Supplementation mit Carbamylglutamat (100–300 mg/kg/Tag).
- *Citrullinämie Typ II* – Citrinmangel (mitochondrialer Asp-Glu-Transporter); verursacht auch neonatale intrahepatische Cholestase (NICCD); häufig in Ostasien; Behandlung: galactosefreie Diät, Na-Benzoat, Na-Phenylbutyrat, Arginin
- *lysinurische Proteinintoleranz* – Transportstörung dibasischer AS (s.S. 82).
- *Hyperinsulinismus-Hyperammonämie-Syndrom* (s.S. 110).
- *Hypoprolinämie* (s.S. 81; paradoxe präprandiale Hyperammonämie)

Biochemie: Stoffwechsel der verzweigtkettigen AS

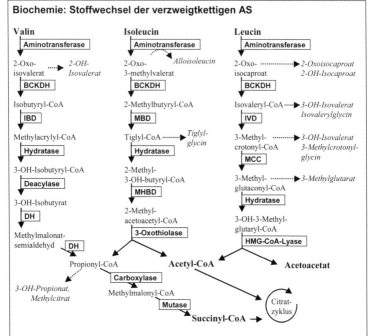

Die verzweigtkettigen AS werden vorwiegend in Muskulatur und Niere abgebaut; mit Succinyl-CoA liefern sie ein wichtiges Substrat der Gluconeogenese. Diese Stoffwechselwege sind bei der Ahornsirupkrankheit und den klassischen Organoacidopathien betroffen, aber auch bei verschiedenen Störungen des Vitaminstoffwechsels (Cobalamin, Biotin). Die verschiedenen Krankheiten lassen sich durch Analyse der OS im Urin (Erhöhungen spezifischer Metabolite, z.B. Methylcitrat, 3-OH-Isovaleriansäure, Methylmalonsäure) nachweisen. Abkürzungen der Enzyme: siehe Beschreibung der einzelnen Krankheiten. DH = Dehydrogenase.

Klassische Organoacidopathien

Organoacidopathien sind Störungen im Intermediärstoffwechsel, bei denen sich charakteristische, mittels GC-MS im Urin nachweisbare Carbonsäuren anstauen. Die klassischen Organoacidopathien führen zu akuten, systemischen Erkrankungen, andere zu einer isolierten zerebralen Symptomatik. Die wichtigsten Organoacidopathien werden durch Störungen des komplexen intramitochondrialen Abbaus der verzweigtkettigen AS verursacht. Die mitochondriale Akkumulation von CoA-Verbindungen ist ein pathogenetisch wichtiger Unterschied zwischen Organo- und Aminoacidopathien.

Klinik:	• *1. neonatale Form:* metabolische Enzephalopathie, „Intoxikationstyp": Lethargie, Trinkschwäche, Dehydratation, muskuläre Hypotonie (Stamm) mit Hypertonie (Extremitäten), Myoklonien, neurovegetative Dysregulation → Hirnödem, Koma, Multisystemversagen; ggf. auffälliger Geruch
	• *2. chronisch intermittierende Form* (Manifestation bis Erwachsenenalter): rezidivierendes ketoacidotisches Koma, rezidivierend Lethargie + Ataxie, fokale neurologische Zeichen; Stupor → Koma; Reye-Syndrom
	• *3. chronisch progrediente Form:* Gedeihstörung, chronisches Erbrechen, Anorexie, Osteoporose, muskuläre Hypotonie, psychomotorische Retardierung, rezidivierende Infekte (besonders Candida)
Labor:	Ketose/Ketoacidose, ↑ Lactat, ↑ NH_3, Hypoglykämie (u.U. ↑ BZ), Neutropenie, Thrombopenie, Panzytopenie; ↓ Ca^{2+}
Diagnose:	OS (Urin): spezifische Metabolite; Carnitinstatus; Acylcarnitine; Enzymatik; AS (Plasma)
Therapie:	(s.S. 59) *akut:* Umkehrung einer katabolen Stoffwechsellage mit hoch dosierter Glucose, Acidosebehandlung, Proteinkarenz, Toxinentfernung, Carnitingabe usw.
	Langzeitbehandlung: Diät – Proteinreduktion, Supplementation der nicht betroffenen AS (regelmäßig Ile kontrollieren, Ziel > 25 µmol/l), Mineralien, Vitamine und Spurenelemente; Carnitin
Kompl.:	Demyelinisierung, Hirnnekrosen (Basalganglien), Nephritis, Pankreatitis, Dermatosen bis Epidermolyse, Osteoporose, Kardiomyopathie

Propionacidurie (PA)

Enzym:	Propionyl-CoA-Carboxylase (PCC)
Biochemie:	biotinabhängiges Enzym (aber keine biotinresponsiven Patienten bekannt); Propionyl-CoA hemmt Citratzyklus, Harnstoffzyklus und andere Enzyme
Diagnose:	OS (Urin): ↑ (3-OH-)Propionsäure, Methylcitrat, ↑ C_5- und C_6-Ketone; ↓ Carnitin; Acylcarnitine: ↑ Propionylcarnitin; AS (Plasma): ↑ Gly, Ala
Therapie:	Diät (↓ Ile, Val, Met, Thr; entsprechend der Valintoleranz); L-Carnitin 50–100 mg/kg/Tag; ggf. Metronidazol (10 mg/kg) und/oder Colistin an 10 Tagen/Monat (↓ enterale Propionsäure)
Kompl.:	mentale Retardierung, extrapyramidale Bewegungsstörungen, Osteoporose, Pankreatitis, Kardiomyopathie

Methylmalonacidurie (MMA)

Enzym: Methylmalonyl-CoA-Mutase (MCM)
Biochemie: Vitamin-B_{12}-abhängiges Enzym (s.s. 75)
Diagnose: OS (Urin): ↑ Methylmalonsäure, (3-OH-)Propionsäure, Methylcitrat;
↓ Carnitin; AS (Plasma): ↑ Gly, Ala
DD: nutritiver oder genetischer Vitamin-B_{12}-(Cobalamin-)Mangel
Therapie: ggf. Vitamin B_{12}; ansonsten wie PA
Kompl.: mentale Retardierung, extrapyramidale Bewegungsstörungen; Osteoporose;
progrediente Niereninsuffizienz (cave: Kreatinin ist zur Beurteilung der
Nierenfunktion problematisch [fleischfreie Diät, geringe Muskelmasse] –
zuverlässig ist nur die glomeruläre Filtrationsrate)

Isovalerianacidurie (IVA)

Enzym: Isovaleryl-CoA-Dehydrogenase (ICD)
Biochemie: FAD-abhängiges Enzym (→ Elektronentransfer-Flavoprotein, Atmungskette)
Diagnose: OS (Urin): ↑↑ Isovalerylglycin, 3-OH-Isovaleriansäure; ↓ Carnitin,
Acylcarnitine: ↑ Isovalerylcarnitin
Therapie: L-Carnitin 50–100 mg/kg/Tag ± L-Glycin 150–250 mg/kg/Tag;
Diät (leucinarm oder proteinarm)
Prognose: bei rascher Diagnose und konsequenter Therapie gut

3-Methylglutaconacidurien (MGAs)

Sammeltopf verschiedener Krankheiten mit charakteristischer Ausscheidung von 3-Methylglutaconsäure jedoch meist ungeklärter Ursache; z.t. fraglich primäre Störungen im Phospholipidstoffwechsel, Energiestoffwechsel (s.S. 87) oder in der Sterolsynthese (s.S. 127). Die Behandlung ist weitgehend symptomatisch.

Typ IV: unklassifiziert (größte Gruppe): Dysmorphien; variable, meist zerebrale
Symptomatik
Typ I: *3-Methylglutaconyl-CoA-Hydratase*-Mangel: klassische Organoacidopathie,
unklare klinische Relevanz, kann asymptomatisch sein
Typ II: *Barth-Syndrom:* X-chromosomale (Kardio-)Myopathie, Minderwuchs,
Neutropenie; Taffazinmangel (mitochondriales Membranprotein) mit
gestörtem Phospholipidstoffwechsel
Typ III: *Costeff-Syndrom:* Optikusatrophie, extrapyramidale Dysfunktion, Spastik;
Mangel eines mitochondrialen Membranproteins

3-Methylcrotonylglycinurie (3-MCG)

Klinik: meist asymptomatisch; häufig
Enzym: 3-Methylcrotonyl-CoA-Carboxylase (MCC), biotinabhängig
Diagnose: OS (Urin): ↑ 3-OH-Isovaleriansäure, 3-Methylcrotonylglycin; ↓ Carnitin
DD: Störungen des Biotinstoffwechsels
Therapie: in der Regel unnötig; ggf. Diät (proteinarm), L-Carnitin, L-Glycin

Andere Organoacidurien

- *multipler Acyl-CoA-Dehydrogenase-Mangel* (FAD-abhängige Enzyme): s.S. 97
- *multipler Carboxylasemangel* (biotinabhängige Enzyme): s.S. 69
- *HMG-CoA-Lyase-Mangel:* s.S. 97
- *3-Oxothiolase-Mangel:* s.S. 98

Organoacidurien mit fraglicher klinischer Relevanz

- *Isobutyracidurie* (Isobutyryl-CoA-Dehydrogenase-[IBD-]Mangel, Valinstoffwechsel)
- *2-Methylbutyracidurie* (2-Methylbutyryl-CoA-Dehydrogenase-[MBD-]Mangel, Isoleucinstoffwechsel)
- *3-Hydroxyisobutyracidurie* (Mangel der Dehydrogenasen von Methylmalonat-semialdehyd oder 3-Hydroxyisobutyrat im Valinstoffwechsel); 3 Patienten mit wiederholter Ketoacidose, 2 Brüder mit Dysmorphie und Hirnfehlbildungen

„Zerebrale" Organoacidopathien

Verschiedene Organoacidurien manifestieren sich ausschließlich mit (progredienten) zerebralen Symptomen ohne laborchemische Auffälligkeiten wie Hypoglykämie, metabolische Acidose oder Lactatacidose. Die Diagnose erfolgt über die Analyse der OS im Urin, allerdings ist die Erhöhung der spezifischen Metaboliten oft gering und kann bei nicht quantitativ durchgeführter Analytik übersehen werden.

Klinische Merkmale

Progrediente Ataxie, extrapyramidale Störungen, akute metabolische bzw. epileptische Enzephalopathien, Myoklonien, Makrozephalie, z.T. unspezif. Entwicklungsstörungen

Neuroradiologische Befunde: u.a. progrediente Myelinisierungsstörungen, insbesondere spongiforme Enzephalopathien, umschriebene Atrophien, Basalganglienveränderungen, Kleinhirnhypoplasie und -aplasie, symmetrische und/oder fluktuierende Auffälligkeiten in Thalamus, Hypothalamus, Medulla und Hirnstamm (DD M. Leigh)

Glutaracidurie Typ I (GA1)

Klinik:	Makrozephalie, frontotemporale Atrophie; akute enzephalopathische Krise (meist 6.–18. Lebensmonat) mit Zerstörung des Striatums, nachfolgend schwerste dyston-dyskinetischer Bewegungsstörung
	• *Spätmanifestation:* Leukoenzephalopathie im Erwachsenenalter
Enzym:	Glutaryl-CoA-Dehydrogenase (GCDH) im Lys/Trp-Stoffwechsel, s.S. 74
Diagnose:	OS (Urin): ↑ Glutarsäure, 3-OH-Glutarsäure (beweisend); ↓ Carnitin; Acylcarnitine: ↑ Glutarylcarnitin; Enzymatik; Mutationsanalyse *cave:* metabolische Befunde z.T. fluktuierend und inkonsistent
DD:	Mitochondriopathien, multipler Acyl-CoA-Dehydrogenase-Mangel (= Glutaracidurie Typ II)
Therapie:	strenges Notfallprotokoll in den ersten Lj.; Carnitin 100 mg/kg/Tag, Diät (Lys-arm, Trp-reduziert; *cave:* Trp-Mangel!)

2-Methyl-3-hydroxybutyryl-CoA-Dehydrogenase-(MHBD-)Mangel

Klinik:	progrediente „Neurodegeneration", Verlust von Fähigkeiten, Choreoathetose, Epilepsie, Blindheit; milde Acidose bei Katabolismus; Kardiomyopathie
Erbgang:	X-chromosomal semidominant (weibliche Trägerinnen z.T. symptomatisch)
Diagnose:	OS (Urin): ↑ 2-Methyl-3-hydroxybuttersäure, Tiglylglycin, normales 2-Methylacetoacetat; Acylcarnitine meist unauffällig; Enzymatik, DNA-Analyse

M. Canavan

Klinik: progrediente psychomotorische Retardierung und epileptische Enzephalo-
             pathie, Makrozephalie, Leukodystrophie (speziell subkortikale U-Fasern),
             Optikusatrophie
Enzym: Aspartoacylase
Diagnose: OS (Urin): ↑ N-Acetylasparaginsäure, Acylcarnitine normal; Enzymatik,
             DNA-Analyse
Therapie: symptomatisch

L-2-Hydroxyglutaracidurie

Klinik: progrediente Ataxie und mentale Retardierung, Epilepsie, periphere Leuko-
             dystrophie (U-Fasern), symmetrische Signalanhebung (T2-Wichtung) von
             Nucleus dentatus und Pallidum
Diagnose: OS (Urin, Liquor): ↑ L-2-Hydroxyglutarsäure; AS (Liquor): ↑ Lysin
Therapie: befriedigendes Ansprechen auf Antiepileptika, Kontrolle „kleiner" Anfälle
             kann schwierig sein

Ethylmalonsäure-Enzephalopathie

Klinik: psychomotorische Regression, (extra-)pyramidale Zeichen, Epilepsie,
             Petechien, orthostatische Akrozyanose, chronischer Durchfall, Hirnfehl-
             bildungen; diverse Läsionen im MRT; letal im Säuglings-/Kleinkindalter
Protein: mitochondriales Matrixprotein mit unbekannter Funktion (*ETHE1*-Gen)
Diagnose: Lactatacidämie; Acylcarnitine: ↑ C_4, C_5; OS (Urin): ↑ Ethylmalonsäure,
             Methylsuccinat, C_4–C_6-Acylglycine; COX-Mangel im Muskel
DD: s. unten
Therapie: symptomatisch

Differenzialdiagnose der Ethylmalonacidurie
Soweit bekannt stammt Ethylmalonsäure entweder aus der Carboxylierung von Butyryl-
CoA in der FS-Oxidation oder aus dem R-Weg des Isoleucinabbaus.

Krankheit	Weitere Merkmale	Seite
SCAD-Mangel	Gedeihstörung, Retardierung; Hypotonie, metabolische Acidose, ↑ Butyrylcarnitin und -glycin; milde SCAD-Varianten von fraglicher klinischer Bedeutung	97
Multipler Acyl-CoA-Dehydrogenase-Mangel	metabolische Acidose, Hypoglykämie, Hypotonie, faziale Dysmorphie, auffälliger Körpergeruch; erhöhte Ausscheidung verschiedener anderer OS (Glutarsäure, Adipinsäure, Milchsäure usw.)	97
Ethylmalonsäure-Enzephalopathie	s. oben	
Jamaikanische Brechkrankheit	Hypoglycinvergiftung (Aufnahme unreifer Ackee-Früchte)	

Andere zerebrale Organoacidurien

- *4-Hydroxybutyracidurie* (Succinatsemialdehyd-Dehydrogenase-Mangel) – S. 147
- *D-2-Hydroxyglutaracidurie* (Enzym unbekannt) – epileptische Enzephalopathie, variable Symptomatik (Erbrechen, Kardiomyopathie)
- *Malonacidurie* (Malonyl-CoA-Decarboxylase-Mangel) – relative milde Symptomatik, Entwicklungsverzögerung, Epilepsie, rezidivierendes Erbrechen; Therapie: Carnitin, fettarme kohlenhydratreiche Diät (experimentell)
- *s. auch:* Mitochondriopathien, S. 87

Störungen des Biotinstoffwechsels

Biochemie

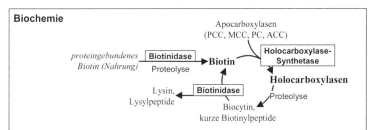

Die Carboxylierungen von 3-Methylcrotonyl-CoA, Propionyl-CoA, Acetyl-CoA und Pyruvat sind biotinabhängig. Ein multipler Carboxylasemangel kann durch fehlende Aktivierung der Apoenzyme (Holocarboxylase-Synthetase-[HCS-]Mangel), durch mangelnde Bereitstellung von Biotin aus Biocytin bzw. proteingebundenem Biotin (Biotinidasemangel) sowie durch erworbenen Biotinmangel verursacht werden.

Multipler Carboxylasemangel (Biotinidase, Holocarboxylase-Synthetase)

Der Biotinidasemangel als gut behandelbare Erkrankung wird vielerorts (nur etwa die Hälfte der deutschen Zentren) im NG-Screening erfasst (nachfragen!). Der Holocarboxylase-Synthetase-Mangel wird nur beim Screening mittels Tandem-MS erfasst.

Klinik: metabolische Acidose, neurologische Symptome, Hypotonie, Epilepsie, Entwicklungsretardierung, Hautausschläge, Haarverlust, Immundefekte

Manif.: *HCS-Mangel:* zumeist im Neugeborenenalter
Biotinidasemangel: meist Säuglinge und Kleinkinder, oft schleichend

Diagnose: ↑ Lactat, ↑ NH_3; AS (Plasma): ↑ Ala; ↓ Carnitin; OS (Urin, selten Liquor): ↑ u.a. Lactat, 3-OH-Isovaleriansäure, Methylcrotonylglycin, Methylcitrat; Enzymatik: Biotinidase (Trockenblutkarte, Plasma), Carboxylasen (Fibroblasten, Lymphozyten). Metabolische Auffälligkeiten können speziell beim Biotinidasemangel fluktuieren und inkonstant auftreten.

DD: Defekte einzelner Carboxylasen; sekundärer Biotinmangel (Valproat-therapie, Darmsterilisation, Aufnahme großer Mengen von rohem Protein)

Therapie: Biotinidasemangel: Biotin 5–10 mg/Tag;
HCS-Mangel: Biotin 10–20(–40) mg/Tag

Störungen des Stoffwechsels verzweigtkettiger Aminosäuren

Biochemie: s.S. 64.

Ahornsirupkrankheit (MSUD)

Wie bei anderen Aminoacidopathien wird das klinische Bild der Ahornsirupkrankheit durch spezifische toxische Metaboliten (speziell Oxoisocapronsäure) verursacht. Im Gegensatz zu den klassischen Organoacidopathien stauen sich keine aktivierten CoA-Verbindungen an, Acidose oder Hyperammonämie sind daher weniger ausgeprägt.

Klinik: • *schwere Form:* progrediente Enzephalopathie ab 3.–5. Lebenstag:
             Lethargie, Trinkschwäche, Somnolenz, Zeichen eines Hirnödems, Koma
          • *milde Formen:* Entwicklungsverzögerung, fluktuierende, progrediente
             neurologische Störungen, rezidivierende ketoacidotische Entgleisungen
             (DD: ketonämisches Erbrechen)
             ggf. charakteristischer Uringeruch wie Ahornsirup oder Maggi

Enzym: Verzweigtkettige-α-Oxosäuren-Dehydrogenase-(BCKDH-)Komplex
          = Multienzymkomplex, entspricht PDH-Komplex

Genetik: rezessiver Erbgang, verschiedene Proteine ($E_1\alpha$, $E_1\beta$, E_2, E_3)
          E_3-Defekt: zusätzlich PDH-Mangel (s.S. 91)

Inzidenz: in Europa ca. 1 : 200 000

Diagnose: AS (Plasma): ↑ Val, ↑↑ Leu, Ile, Alloisoleucin (beweisend);
          OS (Urin): ↑ verzweigtkettige Oxo- und Hydroxysäuren,
          z.B. 2-OH-Isovaleriansäure, 2-Oxoisocapronsäure

Therapie: *akut:* Glucose und Insulin i.v.; Förderung des Proteinanabolismus
          (*cave:* sekundären Ile/Val-Mangel vermeiden!);
          Blutaustauschtransfusion bzw. Dialyse meist nicht notwendig;
          Dauerbehandlung: Diät (regelmäßige Kontrolle von Leu/Val/Ile im Plasma),
          therapeutische Zielwerte: Leu 100–250 µmol/l
                                      Ile 50–150 µmol/l
                                      Val 150–250 µmol/l
          ggf. Versuch mit Thiamin für drei Wochen (10 mg/kg/Tag; s.S. 153)

Prognose: bei rascher (Beginn vor dem 5. Lebenstag) und konsequenter Therapie
          befriedigend

Andere Krankheiten im Stoffwechsel der verzweigtkettigen AS

• *Hyperleucin-Isoleucinämie und Hypervalinämie:* selten, fragliche klinische Relevanz,
  möglicherweise durch gestörte Transaminierung verzweigtkettiger Aminosäuren
• *3-Hydroxyisobutyryl-CoA-Deacylase-Mangel* (Valinstoffwechsel): einzelner Patient
  mit fazialer Dysmorphie, multiplen Wirbelanomalien, Fallot-Tetralogie,
  Hirnfehlbildungen; ↑ Cystein- und Cysteaminkonjugate der Methacrylsäure (Urin)

Organoacidurien durch Störungen des Stoffwechsels verzweigtkettiger AS: s.S. 65.

Störungen des Stoffwechsels von Phenylalanin und Tyrosin

Biochemie

Der Abbau von Phe und Tyr findet im Zytosol statt. Ein Mangel des Enzyms *Phenylalanin-Hydroxylase* (PAH) oder des Cofaktors Tetrahydrobiopterin (BH₄) führt zum Anstieg von Phe, das u.a. zu Phenylpyruvat transaminiert wird. Die Spaltung des phenolischen Rings ist nur durch Dioxygenierung von Homogentisat möglich. Ein Mangel des Enzyms *Fumarylacetoacetase* führt zum Anstau von Maleyl- und Fumarylacetoacetat, Succinylacetoacetat und -aceton. Diese hoch toxischen Metaboliten hemmen verschiedene Enzyme, u.a. 4-OH-Phenylpyruvat-Dioxygenase und Porphobilinogen-Synthase und wirken als DNA-Alkylanzien.

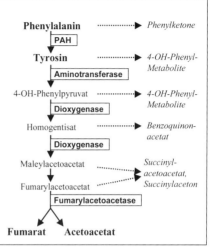

Phenylketonurie (PKU)

PKU war die erste identifizierte neurogenetische Erkrankung (Følling 1934), die erste behandelbare genetische Stoffwechselkrankheit (Diät: Bickel 1953) und die erste Erkrankung, die durch ein universelles NG-Screening präventiv erkannt wurde (Trockenblutkarte: Guthrie 1963).

Klinik:	unbehandelt schwere Hirnschädigung mit mentaler Retardierung, Krampfanfällen, Spastizität
Varianten:	• *PKU* = diätpflichtig (verschiedene Schweregrade je nach Phe-Toleranz)
	• *MHP* = milde Hyperphenylalaninämie, nicht diätpflichtig (Phe < 600 μmol/l in Deutschland, < 400 μmol/l in Großbritannien, < 420 μmol/l in den USA)
	• „*BH₄-responsive PKU*": Abfall der Phe-Spiegel nach BH₄-Gabe bei vielen Patienten mit milder PKU (fraglich durch Proteinstabilisierung)
Enzym:	Phenylalanin-Hydroxylase (PAH)
Genetik:	> 400 Mutationen im *PAH*-Gen; unterschiedliche Restaktivitäten (siehe *PAH*-Mutationsdatenbank: www.pahdb.mcgill.ca)
Inzidenz:	in Deutschland ~ 1 : 6 600, Durchschnitt in Europa ~ 1 : 8 000 (Irland 1 : 4 400)
Diagnose:	NG-Screening (Trockenblutkarte), AS (Plasma): ↑ Phe, n–↓ Tyr
DD:	BH₄-Cofaktor-Mangel (s.S. 53, 146)
Therapie:	Phe-arme Diät, Supplementierung von essenziellen AS und Spurenelementen (unterschiedliche nationale Empfehlungen; deutsche Empfehlungen s.u.); BH₄-Gabe als Therapieoption bei milder PKU wird gegenwärtig geprüft
Prognose:	normale Entwicklung und Intelligenz bei rascher und effizienter Therapie

Maternale PKU
Fetopathie bei Schwangeren mit PKU (Phe > 360 µmol/l); eine strenge Diät muss bereits
vor Konzeption begonnen und durch die ganze Schwangerschaft eingehalten werden!

Deutsche Empfehlungen zur PKU-Behandlung

Ziel:	1.–10. Lj.	Phe-Werte 40–240 µmol/l (0,7–4 mg/dl)
	11.–16. Lj.	Phe-Werte 40–900 µmol/l (0,7–15 mg/dl)
	ab 16. Lj.	Phe-Werte < 1 200 µmol/l (< 20 mg/dl)
	Schwangerschaft	Phe-Werte 120–360 µmol/l (2–6 mg/dl)
Kontrollen:	1. Lj.	Labor alle 1–2 Wochen, klinisch alle 3 Monate
	2.–10. Lj.	Labor alle 2–4 Wochen, klinisch alle 3–6 Monate
	11.–16. Lj.	Labor alle 4 Wochen, klinisch alle 6 Monate
	ab 16. Lj.	Labor alle 2–3 Monate, klinisch alle 6–12 Monate

Tyrosinämie Typ I

Klinik:	• *akut beim NG und Säugling:* schweres Leberversagen, Erbrechen, Blutungen, Sepsis, Hypoglykämie, renale Tubulopathie (Fanconi-Syndrom)
	• *chronisch:* Hepatomegalie, Zirrhose, Wachstumsverzögerung, Rachitis, Hämatome, Tubulopathie, Neuropathie, neurologische Krisen (durch Porphyrine)
Enzym:	Fumarylacetoacetase
Diagnose:	OS (Urin): (n–)↑ Succinylaceton (beweisend), ↑ 4-OH-Phenylderivate; AS (Plasma): (n–)↑ Tyr, Met (!); Porphyrine (Urin): ↑ δ-Aminolävulinsäure; (n–)↑ AFP (Serum)
DD:	Hepatopathien, insbesondere „neonatale Hepatitiden", Atmungsketten-defekte, Galactosämie, Fructoseintoleranz, Gallensäurensynthesestörungen
Therapie:	Nitisinon (NTBC) 1(–2) mg/kg in 2 Dosen (Hemmstoff der 4-OH-Phenyl-pyruvat-Dioxygenase, verhindert Bildung toxischer Metabolite; *cave* ↑ Tyr); Phe- und Tyr-arme Diät; Lebertransplantation wahrscheinlich nicht mehr nötig
Prognose:	unter Nitisinon recht gut (Langzeitprognose noch unklar)
Kompl.:	hepatozelluläres Karzinom, Nierenversagen

Tyrosinämie Typ II

Klinik:	schmerzhafte Hornhautläsionen (Lacrimation, Photophobie, Narben), Hyperkeratose (Sohlen, Handflächen), milde mentale Retardierung
Enzym:	zytosolische Tyrosin-Aminotransferase
Diagnose:	AS (Plasma): ↑↑ Tyr, ↑ Phe; OS (Urin): 4-OH-Phenylpyruvat, -lactat, -acetat
Therapie:	Phe- und Tyr-arme Diät

Alkaptonurie

Klinik:	schwarz-braun-rote Verfärbung des Urins bei alkalischem pH; Arthritis
Enzym:	Homogentisat-Dioxygenase
Diagnose:	OS (Urin): ↑↑ Homogentisinsäure
Therapie:	proteinarme Kost

Andere Störungen des Tyrosinstoffwechsels

- *Tyrosinämie Typ III:* 4-Hydroxyphenylpyruvat-Dioxygenase-Mangel; fragliche klinische Relevanz, keine Hautläsionen; Phe- und Tyr-arme Diät empfohlen
- *Hawkinsinurie:* unbekanntes Enzym; fragliche klinische Relevanz, Gedeihstörung, Acidose

Störungen des Histidinstoffwechsels

Histidinämie

Klinik: klinisch inapparenter Zufallsbefund
Enzym: Histidase
Diagnose: AS (Plasma): ↑ His; AS (Urin): ↑ His; ↑ Imidazolpyruvat (Urin)
Therapie: keine

Andere Störungen des Histidinstoffwechsels

- *Urocanasemangel:* wahrscheinlich asymptomatisch; ↑ Urocansäure (Urin)
- *Formiminotransferasemangel:* wahrscheinlich asymptomatisch;
  ↑ Formiminoglutaminsäure (Urin). Behandlung mit Folinsäure (15 mg/Tag) wurde bei Patienten mit Symptomen versucht.

Störungen des Lysin- und Tryptophanstoffwechsels

Biochemie

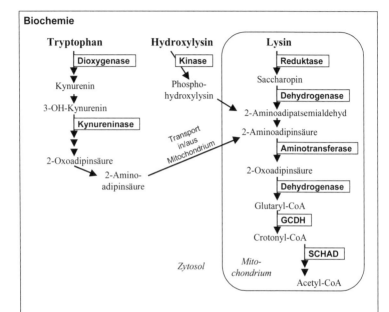

Lysin wird vollständig mitochondrial abgebaut. Der initiale Transfer der Aminogruppe auf 2-Oxoglutamat (unter Entstehung von Glutamat) benötigt zwei Enzyme und das Zwischenprodukt Saccharopine. Es entsteht 2-Aminoadipatsemialdehyd, welches zu 2-Aminoadipinsäure dehydrogeniert wird. Tryptophan wird über einen komplexen zytosolischen Weg zu Kynurenin und schließlich 2-Oxoadipinsäure abgebaut, welches zu 2-Aminoadipinsäure umgewandelt und ins Mitochondrium transportiert wird. 2-Aminoadipinsäure wird zu 2-Oxoadipinsäure umgewandelt und über zwei oxidative Decarboxylierungsschritte zu Glutaryl-CoA und Crotonyl-CoA verstoffwechselt.

Glutaracidurie Typ I
(s.S. 67)

Tryptophanämie

Klinik: zufälliger Befund, asymptomatisch; gelegentlich Symptome eines Nicotin-
            säuremangels (wie bei M. Hartnup, s.S. 82)
Enzym: Tryptophan-2,3-Dioxygenase?
Inzidenz: ca. 1 : 10 000
Diagnose: AS (Plasma): ↑ Trp (400–800 µmol/l)
Therapie: Nicotinamid (50–300 mg/Tag)

Weitere Störungen des Lysin- und Tryptophanstoffwechsels

- *Hyperlysinämien I und II:* Störung der Umwandlung von Lys zu 2-Aminoadipat-semialdehyd; unsichere klinische Bedeutung
- *2-Aminoadipinacidurie:* selten, möglicherweise Störung des mitochondrialen Imports; unsichere klinische Bedeutung; Oxoadipinsäure im Urin stammt möglicherweise aus dem Zytosol
- *Hydroxykynureninurie:* selten, fraglich Kynureninasemangel; Therapie: Nicotinamid
- *Hydroxylysinurie:* selten, fraglich Hydroxylysin-Kinase-Mangel; möglicherweise mit mentaler Retardierung assoziiert

Störungen des zytosolischen Methylgruppentransfers und des Stoffwechsels schwefelhaltiger Aminosäuren

Biochemie

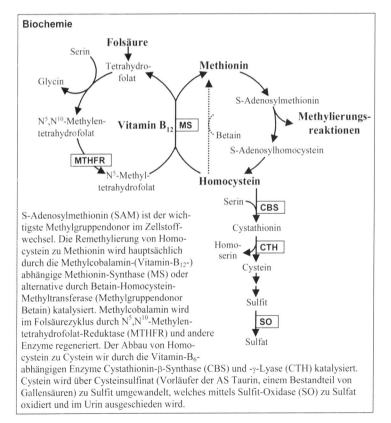

S-Adenosylmethionin (SAM) ist der wichtigste Methylgruppendonor im Zellstoffwechsel. Die Remethylierung von Homocystein zu Methionin wird hauptsächlich durch die Methylcobalamin-(Vitamin-B_{12}-)abhängige Methionin-Synthase (MS) oder alternative durch Betain-Homocystein-Methyltransferase (Methylgruppendonor Betain) katalysiert. Methylcobalamin wird im Folsäurezyklus durch N^5,N^{10}-Methylen-tetrahydrofolat-Reduktase (MTHFR) und andere Enzyme regeneriert. Der Abbau von Homocystein zu Cystein wir durch die Vitamin-B_6-abhängigen Enzyme Cystathionin-β-Synthase (CBS) und -γ-Lyase (CTH) katalysiert. Cystein wird über Cysteinsulfinat (Vorläufer der AS Taurin, einem Bestandteil von Gallensäuren) zu Sulfit umgewandelt, welches mittels Sulfit-Oxidase (SO) zu Sulfat oxidiert und im Urin ausgeschieden wird.

Der zytosolische Methylgruppentransfer, in dem Methionin und Homocystein eine zentrale Rolle spielen, ist für zahlreiche Funktionen wie z.b. die Synthese von Kreatin, Cholin und Adrenalin sowie die DNA-Methylierung notwendig. Störungen dieses Stoffwechselweges führen häufig zu schweren neurologischen Erkrankungen oder können durch vaskuläre Komplikationen erhöhter Homocysteinspiegel symptomatisch werden.

Homocystein (Hcy) und Cystein (Cys) liegen extrazellulär in der Regel als Disulfide (Homocystin und Cystin) vor. Leichte Erhöhungen von Homocystein im Plasma (sofort abzentrifugieren) lassen sich nur durch eine HPLC-Analytik oder andere spezifische Methoden nachweisen. Die klassische Homocystinurie wird bereits durch eine positive Brandprobe im Urin erkannt (s.S. 30). Cystinose (S. 122) und Cystinurie (S. 82) werden durch lysosomale bzw. renale Transportstörungen verursacht.

Methylentetrahydrofolat-Reduktase-(MTHFR-)Mangel

Klinik: frühkindliche epileptische Enzephalopathie; progrediente psychomotorische
             Retardierung, neurologische oder psychiatrische Symptome, insbesondere
             Hinterstrangsyndrom; Thromboembolien
Diagnose: ↑ Hcy (> 150 µmol/l), AS (Plasma): n–↓ Met; Brandprobe positiv
DD: Folsäure-Malabsorption
Therapie: Betain (bis zu 10 g/Tag in 3 Dosen). Versuch mit Riboflavin (Vitamin B_2)
             5–10 mg/Tag, Hydroxocobalamin (0,5–1 mg/Tag oral oder monatlich
             1 mg i.m.) und Folsäure 5–10 mg/Tag. Folinsäure (15 mg/Tag) kann
             alternativ verwendet werden, ist jedoch teurer.

Methionin-Synthase-Mangel, Störungen der Methylcobalaminsynthese

(Siehe auch MMA, S. 66; Cobalaminstoffwechsel, nächste Seite)

Klinik: megaloblastäre Anämie, progrediente psychomotorische Retardierung,
             neurologische oder psychiatrische Symptome
Diagnose: ↑ Hcy (> 150 µmol/l), AS (Plasma): n–↓ Met; OS (Urin): ggf.
             ↑ Methylmalonsäure (Cobalaminstörungen); Brandprobe positiv
Therapie: Hydroxocobalamin (1 mg/Tag – Woche i.m., Dosis defektabhängig);
             ggf. Betain (75 mg/kg/Tag) und Folsäure 5–10 mg/Tag

Milde Hyperhomocysteinämie

Klinik: Risikofaktor (insbesondere bei gleichzeitigem Folsäuremangel) für:
             • vorzeitige Gefäßerkrankungen im 3. und 4. Lebensjahrzehnt (Infarkte,
               Thrombosen, Embolien – nicht im Kindesalter relevant)
             • Neuralrohrdefekte bei maternaler Hyperhomocysteinämie
Ursachen: • endogene und exogene Störungen des Folsäure- und Homocystein-
               stoffwechsels, speziell Folsäuremangel in Assoziation mit Homozygotie
               für den MTHFR-Polymorphismus A222V (c.677C>T, homozygot bei bis
               zu 5 % der Mitteleuropäer)
             • Vitamin-B_{12}-Mangel
Diagnose: ↑ Gesamt-Hcy (Plasma) > 15 (bis 30–40) µmol/l
Therapie: Folsäure 5 mg/Tag, ggf. Vitamin B_6 (Pyridoxin) 100 mg/Tag

Klassische Homocystinurie

Klinik: marfanoider Habitus, Epilepsie, mentale Retardierung, progrediente Myopie
            (Frühsymptom), Linsendislokation, Osteoporose, Thromboembolien
Manif.:   progrediente Symptomatik, oft erst ab Schulalter
Enzym: Cystathionin-β-Synthase
Biochemie: unterschiedliche Schweregrade des Enzymmangels
            Akkumulation von Homocystein → Kollagenstörung
Diagnose: AS (Plasma): ↑ Met, ↑ Hcy (> 150 µmol/l); ↓ Cys; Brandprobe positiv
DD: Methioninsynthesestörungen; Cobalaminstörungen
Therapie: Pyridoxin 50–1 000 mg/Tag (+ Folsäure 10 mg/Tag); bei Nichtansprechen
            Diät; Betain 100 mg/kg/Tag (ggf. bis 3 x 3 g/Tag), Hydroxocobalamin
            (1 mg/Tag oral, ab 5. Lj.), Vitamin C (100 mg/Tag).
            Ziel: Hcy im Plasma < 30 µmol/l (oft sind 60 µmol/l ein guter Erfolg)

Sulfit-Oxidase-Mangel und Molybdäncofaktormangel

Klinik: frühkindliche epileptische Enzephalopathie; progrediente psychomotorische
            Retardierung, später Linsendislokation
Biochemie: Molybdän ist auch Cofaktor der Xanthin-Oxidase (s.S. 141)
Diagnose: Sulfittest im *frischen* Urin positiv (siehe Vortests); AS (Plasma, Urin):
            ↑ Taurin, ↑ Sulfocystein; Purine (Urin): ↑↑ (Hypo-)Xanthin, (bei Sulfit-
            Oxidase-Mangel normal); Enzymatik, Mutationsanalyse

Cystathioninurie (Cystathionin-γ-Lyase-Mangel) wird als gutartige Störung ohne Krankheitsbedeutung angesehen.

Störungen des Cobalaminstoffwechsels

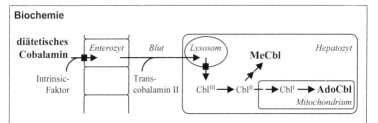

Biochemie

Vitamin B_{12} (Cobalamin, Cbl) wird an Intrinsic-Faktor gebunden im Ileum absorbiert,
im Blut an Transcobalamin II (TCII) gebunden transportiert, von der Zelle aufgenommen, lysosomal freigesetzt und zytosolisch zu Cbl^{III} oxidiert. Dieses wird zytosolisch
zu Methylcobalamin (MeCbl, Cofaktor der Methionin-Synthase in der Regenerierung
von Methionin, s.S. 75) oder mitochondrial zu Adenosylcobalamin (AdoCbl, Cofaktor
der Methylmalonyl-CoA-Mutase im Abbau von Methylmalonyl-CoA, s.S. 66)
umgewandelt.

Störungen der Absorption und des Transportes von Cobalamin

Ein Cobalaminmangel bei Kindern ist meist nutritiv verursacht, z.b. durch überlanges Stillen bei Vitamin-B$_{12}$-Mangel der Mutter (z.b. bei rein veganischer Ernährung).

Genetische Krankheiten
(a) Intrinsic-Faktor-(IF-)Mangel
(b) Imerslund-Gräsbeck-Syndrom: intestinale Malabsorption (in Finnland häufig)
(c) Transcobalamin-II-(TCII-)Mangel
(d) Cobalaminmalabsorption (Störung der gastralen Cobalaminfreisetzung aus Proteinen)
(e) R-Protein-Mangel (R-Protein = Glykoprotein, das gastral freigesetztes Cobalamin bindet)

Klinik:	Erbrechen, Gedeihstörung, psychomotorische Retardierung, megaloblastäre Anämie mit hypozellulärem Knochenmark, atrophische Glossitis, progrediente Neuro-/Myelo-/Enzephalopathie; z.t. Hepatosplenomegalie; (b): zusätzlich meist Proteinurie
Manif.:	Kleinkind- und Vorschulalter; (c) in den ersten Lebensmonaten
Diagnose:	OS (Urin): ggf. ↑ Methylmalonsäure; (↑) Hcy (Plasma); ↓ TCII (c); ↓ Cobalamin (normal bei c); pathologischer Schilling-Test (a, b, c), korrigiert durch IF (a)
Therapie:	Hydroxocobalamin (Cyanocobalamin) i.m. 1 mg/Tag für 2 Wochen; Dauertherapie 1 mg alle 1–3 Mo.; bei (c) 1 mg 1–2 x wöchentlich; Folsäure bis zu 4 x 15 mg/Tag oral

Störungen des intrazellulären Cobalaminstoffwechsels

(a) CblF-Defekt: Störung der lysosomalen Cobalaminfreisetzung
(b) CblC- und CblD-Defekte: zytosolische Störungen der AdoCbl- und MeCbl-Synthese
(c) CblA- und CblB-Defekte: Störungen der mitochondrialen AdoCbl-Bildung
(d) CblE- und CblG-Defekte: Störungen der MeCbl-Bildung, s.S. 75

Klinik:	(a, b) wie Absorptions- und Transportstörungen; (c) wie MMA, s.S. 66; (d) Gedeihstörung, psychomotorische Retardierung, Hypotonie bzw. Hypertonie, Enzephalopathie bzw. Neuropathie, Epilepsie, megaloblastäre Anämie; s.S. 76
Manif.:	erste Lebensmonate, z.t. neonatal
Diagnose:	OS (Urin): ↑ Methylmalonsäure (a, b, c), ↑ Homocystein (Plasma) (a, b, d); Cobalamin und TCII normal
Therapie:	Hydroxocobalamin i.m. 1 mg/Tag (Cyanocobalamin weniger effektiv); Betain (a, b, d, s.S. 76); ggf. wie MMA (c, s.S. 66); Folsäure bis zu 4 x 10 mg/Tag oral

Störungen des Stoffwechsels von Serin und Glycin

Biochemie

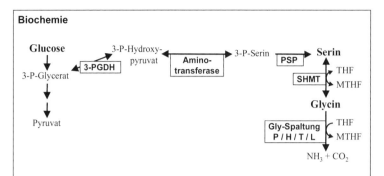

Serin wird aus 3-Phosphoglycerat (Glykolyse) gebildet und ist u.a. für die Synthese von Glycin, Cystein, Purine und Thymin notwendig. Über den Abbau zu Pyruvat kann es in die Gluconeogenese einfließen. Glycin wird zytosolisch mittels Serinhydroxy-Methyltransferase (SHMT, Pyridoxalphosphat-[PLP-]abhängig) gebildet, wobei Tetra-hydrofolat (THF) als Methylgruppenakzeptor dient. Ser und Gly spielen wichtige Rollen im Folsäurezyklus und Methylgruppentransfer (S. 75); Gly ist des weiteren auch der wichtigste inhibitorische Neurotransmitter. Glycin wird mitochondrial über das *Glycin-Cleavage-System* abgebaut, einem aus vier Proteinen (P, H, T, L) beste-henden und dem PDH-Komplex ähnlichen Enzymkomplex.

Serinmangelkrankheiten

Störungen der Serinsynthese sind bislang nur bei sehr wenigen Kindern diagnostiziert worden, sodass das klinische Spektrum bisher noch nicht eindeutig definiert ist.

Klinik: meist schwere neurologische Erkrankung: kongenitale Mikrozephalie, z.T. intrauterine Dystrophie, Gedeihstörung; psychomotorische Retar-dierung, Epilepsie, z.T. spastische Tetraparese, Katarakt, Hypogonadismus

Enzym: • 3-Phosphoglycerat-Dehydrogenase-Mangel: mehrere Kinder
• 3-Phosphoserin-Phosphatase-Mangel: ein Junge mit Williams-Syndrom (keine Epilepsie, normales Glycin)

Diagnose: AS (Liquor und Plasma, nüchtern!): ↓ Ser, n–↓ Gly; ↓ N^5-Methyltetrahydrofolat im Liquor; Enzymatik (Fibroblasten)

Therapie: L-Serin 200–600 mg/kg/Tag bis zur Normalisierung von L-Serin; falls weiterhin Krampfanfälle: zusätzlich Glycin bis zu 200 mg/kg/Tag; zufriedenstellende Entwicklung nach vorgeburtlicher Behandlung bei einem Patienten

Nichtketotische Hyperglycinämie

Klinik: schwerste epileptische Enzephalopathie und progrediente neurologische
              Erkrankung ab Neugeborenenalter; vereinzelt späterer Beginn oder
              transiente Verläufe
Enzym: Glycin-Cleavage-System
Diagnose: AS (Plasma, Liquor): ↑ Gly,
              Gly-Quotient Liquor/Plasma > 0,06 (Norm < 0,04)
DD: *Hyperglycinämie (mit Ketose):* Organoacidopathien (Hemmung des
              hepatischen Glycin-Cleavage-Systems durch pathologische Metabolite);
              längeres Fasten
Therapie: experimentell Dextromethorphan (5–20 mg/kg/Tag),
              Na-Benzoat (250–750 mg/kg/Tag; Ziel: Normalisierung des Plasma-Gly bei
              Plasma-Benzoat < 2 000 µM),
              Folinsäure (15 mg/Tag)
Prognose: schlecht

Sarcosinämie

Sarcosin entsteht aus dem Abbau von Cholin via Betain zu Glycin.

Klinik: Zufallsbefund, wahrscheinlich ohne Krankheitsbedeutung
Enzym: Sarcosin-Dehydrogenase
Diagnose: AS (Plasma, Urin): ↑ Sarcosin

Störungen des Stoffwechsels von Ornithin und Prolin

Biochemie

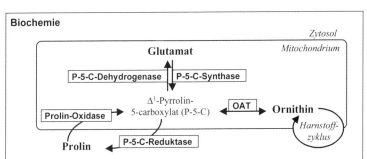

Die Konzentration von Ornithin, dem primären Trägermolekül des Harnstoffzyklus (S. 61), wird über Ornithin-Aminotransferase (OAT) reguliert. Zu Zeiten eines hohen Argininbedarfs, z.B. in den ersten Lebensmonaten, dient das Enzym der Ornithinsynthese, später dem Abbau von exogenem Arginin. Das dabei entstehende $\Delta 1$-Pyrrolin-5-carboxylat (P-5-C) ist auch Zwischenprodukt von Prolinsynthese und -abbau.

Gyratatrophie der Retina und Chorioidea

Klinik: Myopie (Kindheit), Nachtblindheit → Blindheit (40.–55. Lj.)
             Funduskopie: Retinopathie (Gyratatrophie, von peripher zunehmend)
Enzym: Ornithin-Aminotransferase (OAT)
Biochemie: Störung des Orn-Abbaus (toxische Wirkung auf Netzhautzellen)
Diagnose: NH_3 in der Regel normal (außer gelegentlich beim NG)
             AS (Plasma): ↑ Orn; ↓ Kreatinin; keine Hyperammonämie
DD: Harnstoffzyklusdefekte (HHH-Syndrom)
Therapie: Pyridoxin 40–200–600 mg/Tag; argininarme Diät; evtl. Kreatinmonophosphat (bis zu 2 g/kg/Tag); Arginin bei Hyperammonämie (Neugeborene)

Hyperprolinämie Typ I

Klinik: vermutlich klinisch inapparenter Zufallsbefund
Enzym: Prolin-Oxidase
Diagnose: AS (Plasma): ↑ Pro; AS (Urin): ↑ Pro, OH-Pro, Gly

Hyperprolinämie Typ II

Klinik: gelegentlich Epilepsie, mentale Retardierung; z.T. klinisch inapparenter
             Zufallsbefund
Enzym: Δ^1-Pyrrolin-5-carboxylat-Dehydrogenase
Diagnose: AS (Plasma): ↑↑ Pro; AS (Urin): ↑ Pro, OH-Pro, Gly; ↑ P-5-C (Plasma, Urin)
Therapie: nicht bekannt bzw. nicht notwendig

Hypoprolinämie

Klinik: Katarakt; Überstreckbarkeit der Gelenke; progrediente mentale Retardierung
Enzym: Δ^1-Pyrrolin-5-carboxylat-Synthase
Diagnose: Hyperammonämie; AS (Plasma): ↓ Pro; ↓ Orn; ↓ Arg; ↓ Cit

Störungen im Transport von Aminosäuren

AS werden mittels verschiedenster Transportsysteme enteral und renal nahezu quantitativ resorbiert. Die Berechnung der tubulären Rückresorption ergibt für die meisten AS Werte $\geq$ 95–99 %. Viele genetische AS-Transport-Defekte sind klinisch inapparent. Sie zeigen sich nur durch erhöhte Werte der entsprechenden AS im Urin bei normalen bis erniedrigten Werten im Plasma.

$$\text{Tubuläre Rückresorption (\%)} = (1- \frac{\text{Konz. im Urin (mmol/mol Krea) x Plasma-Krea (\mu mol/l)}}{\text{Konz. im Plasma (\mu mol/l) x 1000}}) \times 100$$

Lysinurische Proteinintoleranz

Klinik: Gedeihstörung, Durchfälle, interstitielle Pneumonie, Osteoporose, Nierenversagen, Hämolyse, Hyperammonämie mit progredienter Enzephalopathie
Population: prävalent in Finnland
Biochemie: Resorptionsstörung der dibasischen AS (Lys, Arg, Orn) → Blockierung des Harnstoffzyklus; Lysinmangel
Diagnose: $\uparrow$ NH$_3$, LDH; Ferritin; AS (Urin): $\uparrow$ Arg, Lys, Orn;
                 AS (Plasma): n$\downarrow$ Arg, Lys, Orn, n$\uparrow$ Citrullin; Enzymatik (Leber)
Therapie: Citrullinsubstitution, proteinarme Diät (korrigiert nicht den Lysinmangel!)

Cystinurie

Klinik: Nierensteine (Löslichkeitsgrenze Cystin: 1 250 μmol/l bei pH 7,5)
Biochemie: Resorptionsstörung von Lys, Arg, Orn und Cys
Diagnose: Brandprobe positiv; AS (Urin): $\uparrow\uparrow$ Cys, $\uparrow$ Arg, Lys, Orn;
                 AS (Plasma): normal
Überträger: AS (Urin): Typ I = normal; Typ II + III = $\uparrow$ Cys, Lys
Therapie: hohe Flüssigkeitszufuhr, auch nachts! (> 5 l/Tag), Alkalisierung des Urins,
                 in Einzelfällen Therapieversuche mit Penicillamin 1–2 g/Tag,
                 ggf. Mercaptopropionylglycin oder Captopril

M. Hartnup

Klinik: oft klinisch inapparent; ggf. Photodermatitis, zerebelläre Ataxie
Biochemie: Resorptionsstörung der neutralen AS (Ala, Ser, Thr, Val, Leu, Ile, Phe, Tyr, Trp, His, Gln, Asn); pathogenetisch relevant: Tryptophanmangel → Niacindefizienz und Serotoninmangel
Diagnose: AS (Urin): $\uparrow$ neutrale AS; AS (Plasma): n$\downarrow$ neutrale AS
DD: Fanconi-Syndrom: $\uparrow$ alle AS inkl. Pro (!), Gly, Arg, Lys, Orn
Therapie: Nicotinamid 50–300 mg/Tag; Sonnenschutz

Iminoglycinurie

Klinik: klinisch inapparenter Zufallsbefund
Biochemie: Resorptionsstörung der Iminosäuren (Pro, Hydroxyprolin) und Gly
Diagnose: AS (Urin): $\uparrow$ Pro, OH-Pro, Gly
DD: Hyperprolinämie, Hydroxyprolinämie (AS Plasma), Fanconi-Syndrom

Störungen des γ-Glutamyl-Zyklus

Biochemie

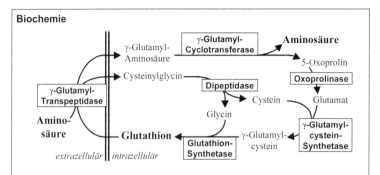

Das Tripeptid Glutathion (γ-Glu-Cys-Gly) erfüllt im Zellstoffwechsel verschiedene Funktionen. Es dient als γ-Glutamyl-Donor für den Transport von AS durch die Zellmembran; das intrazellulär freiwerdende 5-Oxoprolin wird in einem dreistufigen Prozess zu Glutathion regeneriert (γ-Glutamyl-Zyklus). Die Sulfhydrylgruppe des Cysteinylrestes wirkt als Elektronendonator in vielen Reaktionen, z.B. der Entgiftung von Sauerstoffradikalen und organischen Peroxiden, wobei das entstehende Disulfid in den Erythrozyten mittels NADPH aus dem Pentosephosphatweg regeneriert wird (s.S. 107). Durch Transhydrogenierung spaltet Glutathion Disulfidbrücken in Proteinen, z.B. Insulin; mittels Glutathion-S-Transferase bindet und entgiftet es eine Vielzahl meist lipophiler Verbindungen (z.B. Zytostatika). Glutathion wird für die Synthese von Cysteinylleukotrienen benötigt (s. auch S. 153).

Störungen des γ-Glutamyl-Zyklus verursachen eine Vielzahl von Symptomen, u.a. *neonatale metabolische Acidose, hämolytische Anämie, Elektrolytverschiebungen und progrediente neurologische Symptome.* Alle vier bislang bekannten Enzymdefekte werden autosomal rezessiv vererbt; wichtigster Defekt ist der Glutathion-Synthetase-Mangel. Die initiale Diagnostik beinhaltet die Untersuchung der OS im Urin (5-Oxoprolin) und des Glutathionstatus in Erythrozyten (s.S. 35), Urin, Leukozyten und/oder Fibroblasten. Enzymanalysen erfolgen in Erythrozyten oder kernhaltigen Zellen (Leukozyten, Fibroblasten), wobei der Erythrozyt nur über einen Teil des γ-Glutamyl-Zyklus verfügt (γ-Glutamyl-Transpeptidase und 5-Oxoprolinase fehlen).

Glutathion-Synthetase-Mangel

Klinik: *schwere Form:* hämolytische Anämie, metabolische Acidose, häufig
             progrediente neurologische Symptome (z.b. mentale Retardierung,
             Epilepsie, Ataxie, Spastik)
             milde Form (Erythrozyten): hämolytische Anämie
Diagnose: OS (Urin): ↑ 5-Oxoprolin; ↓ Glutathion (Erythrozyten, Leukozyten, Fibro-
             blasten); verminderte Synthese von Cysteinylleukotrienen (Monozyten, Neu-
             trophile, Urin); ↓ Glutathion-Synthetase (Erythrozyten, Fibroblasten);
             Mutationsanalyse
DD: 5-Oxoprolinase-Mangel (s. unten)
             • *sekundäre 5-Oxoprolinurie:* akute Entgleisung bei PA, Harnstoffzyklus-
               defekten, Mitochondriopathie, extreme Frühgeburtlichkeit, Stevens-
               Johnson-Syndrom, Intoxikation (z.b. Paracetamol)
Therapie: Acidose korrigieren (Na-Bicarbonat/Na-Citrat/THAM), Versuch mit
             α-Tocopherol 10 mg/kg/Tag (unterstützt Granulozytenfunktion),
             Ascorbinsäure (100 mg/kg/Tag), N-Acetylcystein, Vitamin E
             (10 mg/kg/Tag); Vermeidung von Medikamenten, die Hämolyse induzieren
             können (wie bei Glc-6-P-Dehydrogenase-Mangel)

γ-Glutamylcystein-Synthetase-Mangel

Klinik: hämolytische Anämie, Ikterus, Psychose, Neuropathie, Ataxie, Myopathie
             bzw. Muskelschwäche
Diagnose: Hyperaminoacidurie; ↓ Glutathion (Erythrozyten); keine 5-Oxoprolinurie;
             ↓ γ-Glu-Cys-Synthetase (Erythrozyten, Leukozyten, Fibroblasten)
Therapie: Vermeidung von Medikamenten, die Hämolyse induzieren können (wie bei
             Glc-6-P-Dehydrogenase-Mangel); Versuch mit Vitamin C und E

γ-Glutamyl-Transpeptidase-Mangel

Klinik: variabel; z.T. mentale Retardierung, Psychose; keine hämatologischen
             Auffälligkeiten
Diagnose: ↑ Glutathion im Urin; Glutathion in Erythrozyten normal;
             ↓ γ-Glu-Transpeptidase (Leukozyten, Fibroblasten)
Therapie: keine spezifische Behandlung bekannt

5-Oxoprolinase-Mangel

Klinik: sehr variabel, möglicherweise ohne Krankheitsbedeutung, in Einzelfällen
             mentale Retardierung, Nierensteine und -koliken, Kolitis, Durchfall
Diagnose: OS (Urin): ↑ 5-Oxoprolin; Glutathionstatus unauffällig; ↓5-Oxoprolinase
             (Leukozyten, Fibroblasten)
DD: Glutathion-Synthetase-Mangel, sekundäre 5-Oxoprolinurien (s.o.)
Therapie: nicht bekannt

Cysteinylglycinase-Mangel (membrangebundener Dipeptidasemangel)

Klinik: psychomotorische Retardierung, periphere Neuropathie, z.T. Taubheit
Diagnose: ↑ Cystinylglycin (Urin, Plasma); Glutathionstatus unauffällig
Therapie: keine spezifische Behandlung bekannt

Störungen des Peptidstoffwechsels

Prolidasemangel

Klinik: Dermatosen (Ulzera), leichte mentale Retardierung, gehäufte Infekte
Enzym: Prolidase = Peptidase B
Biochemie: Störung des Kollagenabbaus (Abbau von Dipeptiden mit N-terminalem
             Pro/OH-Pro)
Diagnose: Peptidanalyse (Urin): ↑ Iminodipeptide; Enzymatik
Therapie: symptomatisch

Carnosinämie

Klinik: mentale Retardierung (fraglich); häufig klinisch inapparent
Enzym: Carnosinase – spaltet Carnosin (Dipeptid β-Ala–His)
Diagnose: AS (Plasma, Urin): ↑ Carnosin; Enzymatik
Therapie: nicht bekannt bzw. nicht notwendig

Homocarnosinose

Klinik: Dermatosen (Ulzera), leichte mentale Retardierung, gehäufte Infekte
Biochemie: Störung im Kollagenabbau
Diagnose: AS (Urin): ↑ Homocarnosin; Enzymatik
Therapie: symptomatisch

Energiestoffwechsel

Biochemie: Pyruvatstoffwechsel und Citratzyklus

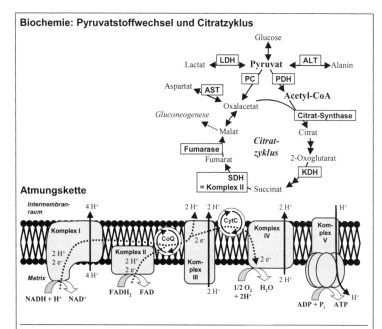

	Komplex I	Komplex II	Komplex III	Komplex IV	Komplex V	
mtDNA	7	-	1	3	2	Unter-
nDNA	39	4	10	10	10	einheiten

Eine der Hauptfunktionen der Mitochondrien ist die Bereitstellung von Energie in Form von ATP, gewonnen durch FS-Oxidation (s.S. 93), den Abbau von Acetyl-CoA im Citratzyklus sowie oxidative Phosphorylierung in der Atmungskette. Dazu ist das Mitochondrium mit mehr als 50 Enzymen und Enzymkomplexen ausgestattet, die z.T. aus bis zu 40 verschiedenen Proteinen bestehen. NADH stammt hauptsächlich aus dem Citratzyklus und wird von Komplex I oxidiert, während $FADH_2$ z.B. aus der β-Oxidation von FS stammt und von Komplex II oxidiert wird. Die Redoxreaktionen der Komplexe I, III und IV erzeugen einen Protonengradienten über die innere Mitochondrienmembran, der die ATP-Synthase (= Komplex V) antreibt.

Abkürzungen: PDH = Pyruvat-Dehydrogenase; PC = Pyruvat-Carboxylase; LDH = Lactat-Dehydrogenase; ALT = Alanin-Aminotransferase; AST = Aspartat-Aminotransferase; KDH = 2-Oxoglutarat-Dehydrogenase; SDH = Succinat-Dehydrogenase; CoQ = Ubichinon (Coenzym Q_{10}); CytC = Cytochrom C; mtDNA = mitochondriale DNA; nDNA = nukleäre DNA.

Mitochondriopathien

Als Mitochondriopathien im engeren Sinn werden Störungen der Enzyme bzw. Enzymsysteme verstanden, die direkt in der Energiegewinnung durch oxidative Phosphorylierung involviert sind. Zu diesen zählen insbesondere PDH-Komplex, Citratzyklus, Atmungskette und ATP-Synthase. Die einzelnen Störungen überschneiden sich klinisch, pathophysiologisch und genetisch, da manche Proteine bei mehreren Enzymkomplexe mitwirken und die Akkumulation mancher Substanzen eine hemmende Wirkung auf andere Enzyme hat. Eine Hemmung der Atmungskette durch O_2-Mangel, genetische Störungen oder Hemmstoffe verursachen einen Anstieg des $NADH/NAD^+$-Quotienten, wodurch PDH und andere Enzyme des Intermediärstoffwechsels einschließlich des Citratzyklus gehemmt werden.

Erkrankungen, welche die zelluläre Versorgung mit ATP stören, führen zu vielfältigen Funktionsstörungen besonders in stark energieabhängigen Organen wie Gehirn und Retina, Herz oder Niere. Klinisch finden sich vielgestaltige *Kombinationen von neuromuskulären und anderen Symptomen* mit Einbeziehung *verschiedener, unabhängiger Organsysteme,* teilweise erklärbar durch gewebsspezifische Expression des genetischen Defekts. Der *Verlauf* ist variabel, jedoch *oft rasch progredient.* Es bestehen Überlappungen mit den zerebralen Organoacidurien (S. 67).

Atmungskettendefekte können sich in jedem Lebensalter manifestieren. Oft ist schon die intrauterine Entwicklung beeinträchtigt, was zu Frühgeburtlichkeit, schwerer Dystrophie und (zerebralen) Fehlbildungen führen kann. Kleinkinder zeigen oft ein enzephalomyopathisches Krankheitsbild, während beim Erwachsenen Myopathien überwiegen. Bestimmte gehäuft beobachtete Symptomkonstellationen werden als Syndrome zusammengefasst; eine strenge Abgrenzung ist jedoch aufgrund des wechselnden klinischen Bildes und Überschneidungen der molekularen Grundlagen meist nicht möglich. Die Symptome sind oft progredient, können aber auch über einen längeren Zeitraum statisch sein. Die Vererbung ist vielfältig (rezessiv, dominant, X-chromosomal oder maternal) mit variabler Ausprägung und Penetranz. Atmungskettendefekte bei Kindern werden oft durch Mutationen in nukleären Genen für Untereinheiten oder Assemblierungsfaktoren der Atmungskette verursacht, welche meist in den ersten fünf Lebensjahren symptomatisch werden. Die maternal in variabler Ausprägung vererbten Störungen der mitochondrialen DNA (mtDNA) sind häufiger mit umschriebenen klinischen Syndromen assoziiert und manifestieren sich meist in einem späteren Alter; bei Kindern finden sich sich nur in etwa 5–10 % der Fälle.

Klinische Merkmale

Zur klinischen Abklärung bei Verdacht auf Mitochondriopathie gehören (a) eine genaue Untersuchung des Muskelstatus inkl. Aktivitätsbestimmung der CK im Serum sowie ggf. Ultraschall des Muskels und EMG, (b) eine vollständige neurologische Untersuchung mit EEG (s. unten für die Bedeutung abnormer neuroradiologischer Befunde) sowie (c) die genaue Abklärung anderer Organfunktionen. Die Befunde lassen sich nach Muskel-, ZNS- oder Multisystemerkrankung einordnen und wie folgt bewerten.

Muskelerkrankung
- reduzierte Muskelkraft, muskuläre Hypotonie
- progrediente externe Ophthalmoplegie
- Ptosis, myopathische Fazies
- Belastungsintoleranz (abnorme Müdigkeit, Muskelschmerzen und -krämpfe nach normaler Aktivität); Episoden mit akuter Rhabdomyolyse (akute Muskelschmerzen, Schwäche, ↑↑ CK [Serum], ↑↑ Myoglobin [Urin])
- abnormes EMG (milde myopathische Veränderungen)

ZNS-Erkrankung
- verzögerte/fehlende psychomotorische Entwicklung, mentale Retardierung (IQ < 70)
- Verlust von erworbenen Fähigkeiten
- schlaganfallähnliche Episoden (transiente Hemianopie, Hemiplegie usw.)
- Migräne
- zerebrale Krampfanfälle oder abnormes EEG
- Myoklonien, Myoklonusepilepsie
- kortikale Blindheit
- Pyramidenbahnzeichen (erhöhter Muskeltonus, Opisthotonus usw.)
- extrapyramidale Zeichen (Athetose, Dystonie usw.)
- Hirnstammzeichen (autonome Störungen, Schluckstörung, Nystagmus, Strabismus usw.)
- zerebelläre Zeichen (Ataxie, Intentionstremor, Dysdiadochokinese usw.)

Multisystemerkrankung (ggf. empfohlene Untersuchungen in Klammern)
- *Blut* (Blutbild, Retikulozyten): sideroblastische Anämie, Panzytopenie
- *Gastrointestinaltrakt* (Leberwerte, Amylase, Lipase, Bilirubin, Gerinnung): akute oder chronische Hepatopathie, Gedeihstörung, exokrine Pankreasfunktionsstörung (> 7 % Fettausscheidung), intestinale Pseudoobstruktion, anderweitig nicht erklärbare chronische Durchfälle (> 3 Wochen)
- *endokrin:* Kleinwuchs, verzögerte Pubertät, Diabetes mellitus, Hypoparathyroidismus, zentraler Diabetes insipidus
- *Herz* (EKG, Echo): Kardiomyopathie (die nicht durch einen angeborenen Herzfehler oder Bluthochdruck erklärlich ist), Reizleitungsstörung
- *Nieren* (Kreatinin, Harnstoff, tubuläre Nierenfunktion): proximal-tubuläre Funktionsstörung (Fanconi-Syndrom), fokal-segmentale Glomerulosklerose
- *Augen* (vollständige ophthalmologische Abklärung, ggf. ERG): Katarakt, Retinopathie, Optikusatrophie
- *Gehör* (adäquate Tests): sensorineurale Hörschwäche
- *peripheres Nervensystem* (klinische Untersuchung, Neurophysiologie bei Symptomen): periphere Neuropathie
- *allgemein:* Verschlechterung der genannten Befunde bei leichteren Krankheiten; plötzlicher unklarer neonataler oder infantiler Tod in der Familienanamnese, Gedeihstörung, allgemein „nicht gesund"

Eine Mitochondriopathie sollte ernsthaft erwogen werden bei Patienten mit:
- Muskelerkrankung und Störungen in zwei weiteren Organsystemen (davon eines ggf. ZNS), wie oben beschrieben
- ZNS-Erkrankung und Störungen in zwei weiteren Organsystemen (davon eines ggf. Muskel), wie oben beschrieben
- Multisystemerkrankung (mindestens drei Systeme inkl. Muskel und/oder ZNS)

Weiterführende Diagnostik

Stoffwechseluntersuchungen

Leitbefund der Mitochondriopathien ist die Lactaterhöhung, und Lactat sollte wiederholt in Blut, Urin und Liquor gemessen werden. Die Differenzialdiagnostik erhöhter Lactatwerte wird auf Seite 13 diskutiert. Wichtig: Konsistent normale Lactatwerte schließen eine Mitochondriopathie nicht aus. Gelegentlich ist eine leichte Erhöhung von Alanin richtungsweisend. Die Bestimmung von Pyruvat ist diagnostisch meist nicht hilfreich.

- *Lactatwerte* (Blut) im Tagesverlauf, nach längeren Nüchternperioden, mehrfach vor und nach den Mahlzeiten usw.
- *Liquorlactat*, vor allem bei ZNS-Beteiligung
- *OS* (Urin), tagsüber gewonnen (Lactat, Ketone, „mitochondriale Metabolite")
- *AS* (Plasma, Liquor): ↑ Ala, Thr
- ggf. *Glucosebelastung* (nur bei normalen Lactatwerten; s.S. 45)
- *Liquorprotein* (kann erhöht sein, z.B. beim Kearns-Sayre-Syndrom)

Neuroradiologische Befunde

MRT, ggf. MRS; ein kraniales CT kann zum Kalzifikationsnachweis indiziert sein.
- Leigh-Syndrom (MRT-T_2: hyperintense Läsionen in Putamen, Globus pallidus, Nucleus caudatus, Hirnstamm)
- Befunde wie nach Schlaganfall (nicht auf einen Gefäßbereich beschränkt)
- Leukodystrophie
- zerebrale und/oder zerebelläre Atrophie
- deutlich erhöhter Lactat-Peak in der ^{1}H-MRS des Gehirns
- abnorme Befunde der ^{31}P-MRS der Muskulatur (↑ inorganisches Phosphat [P_i], ↑ Phosphokreatin/P_i-Quotient)

Chirurgische Muskelbiopsie (s. auch S. 39)

Diagnostisch entscheidende Untersuchung, die nur in einem gut ausgestatteten mitochondrialen Zentrum durchgeführt werden sollte. Von besonderer Wichtigkeit ist die Untersuchung von nativem, nicht eingefrorenem Muskel.
- Fixierung für die Elektronenmikroskopie (Mitochondrienzahl und -morphologie)
- Tieffrieren in flüssigem Stickstoff, Lagerung bei –70 °C:
  - Enzymhistochemie (Cytochrom-C-Oxidase, Succinat-Dehydrogenase, ATPase)
  - Immunhistochemie (poly- und monoklonale AK gegen Atmungskettenproteine)
  - Messung der Enzymaktivitäten
  - molekulargenetische Untersuchungen
- sofortige Isolierung nativer Mitochondrien für Untersuchungen in frischem Gewebe (z.B. Messung der Oxidation ^{14}C-markierter Substrate oder polarographische Messung der O_2-Aufnahme) – nur so sind z.B. auch Transportdefekte zu erfassen
- Fixierung für die Lichtmikroskopie

Typische histopathologische Auffälligkeiten:
- „ragged red fibres" oder „ragged blue fibres" (im Kindesalter selten)
- COX-negative Fasern oder stark verringerte COX-Färbung (*cave:* technische Probleme)
- abnorme (reduzierte/fleckige) SDH-Färbung oder stark SDH-reaktive Blutgefäße
- abnorme Mitochondrien in der Elektronenmikroskopie

> **Eine Mitochondriopathie ist *wahrscheinlich* bei Patienten mit den oben beschriebenen klinischen Merkmalen und mindestens einem der folgenden Befunde:**
> - typische Stoffwechselauffälligkeiten
> - typische morphologische Muskelveränderungen
> - typische neuroradiologische Auffälligkeiten

(Für eine ausführliche Darstellung diagnostischer Kriterien von Mitochondriopathien im Kindesalter siehe Wolf und Smeitink, *Neurology* 2002; 59: 1402–5)

Weitere Untersuchungen bei spezifischen Verdachtsdiagnosen

Molekulargenetische Diagnostik

Eine mitochondriale Lactatämie im frühen Kindesalter wird meist durch Mutationen in nukleären Genen verursacht, und eine mtDNA-Analyse ist nicht unbedingt indiziert. Eine Untersuchung nukleärer Gene ist nur sinnvoll, wenn ein spezifischer biochemischer Defekt nachgewiesen wurde. Die mtDNA-Analyse ist besonders sinnvoll bei Patienten mit den klinischen Merkmalen spezifischer Syndrome (z.B. mtDNA-Depletion-, Pearson-, NARP-, MELAS-, MERRF-Syndrom; s.u.). Häufig finden sich mtDNA-Mutationen nur bei einem Teil der Mitochondrien (Heteroplasmie); gelegentlich lassen sie sich nur im Muskel, aber nicht im Blut nachweisen (Ausnahme: LHON).

Weitere Untersuchungen
- Barth-Syndrom: ggf. Bestimmung von Tetralinoleoyl-Cardiolipin in Thrombozyten
- MNGIE: Thymidin in Urin/Plasma, Thymidin-Phosphorylase-Aktivität in Leukozyten

Behandlung

Die Behandlungsoptionen bei primären Mitochondriopathien sind begrenzt und von fraglicher Effektivität. Falls verschiedene Kombinationstherapien innerhalb eines halben Jahres keine Besserung bewirken, ist ein kontrollierter Auslassversuch gerechtfertigt.

Allgemeine Maßnahmen
- ausreichende Zufuhr von Energie, Flüssigkeit und Elektrolyten
- mäßige Glucosezufuhr, zusätzlich Lipide (1–2 g/kg/Tag) sofern FS-Oxidationsstörungen ausgeschlossen sind
- Vermeidung bzw. Behandlung von Zuständen mit erhöhtem Energieverbrauch:
  – konsequente Antipyrese
  – ggf. konsequente antiepileptische Behandlung, Valproat vermeiden
- L-Carnitin 50–100 mg/kg/Tag (nach Ausschluss von FS-Oxidationsstörungen; Kontrolle des Carnitinstatus)
- Vermeidung von Medikamenten, die die Atmungskette hemmen (z.B. Valproat, Tetracycline, Chloramphenicol)

Acidosebehandlung
Zunächst mit Na-Bicarbonat; bei hohem Natrium THAM-Puffer (oder Dialyse). (Dichloracetat senkt die Lactatspiegel durch Hemmung der PDH-Inaktivierung, der klinische Nutzen ist jedoch fraglich, und es können schwere Nebenwirkungen auftreten.)

Therapieversuche mit Vitaminen und Cofaktoren
Für die meisten Vitamine oder Cofaktoren gibt es keine ausreichende Evidenz, dass sie hilfreich sind. Evtl. können folgende Substanzen versucht werden:

- Idebenon oder Coenzym Q_{10} 5–10 mg/kg/Tag
- Biotin 20 mg/Tag
- Thiamin 150–300 mg/Tag, ggf. höher, bei V.a. PDH-Mangel
- Kreatin 100–200 mg/kg/Tag bei isolierten mitochondrialen Myopathien

Pyruvat-Dehydrogenase-(PDH-)Mangel

Der PDH-Komplex besteht aus den Komponenten E_1 (Decarboxylase, Tetramer aus zwei Proteinen α und β), E_2 (Acyltransferase), E_3 (Dihydrolipoamid-Dehydrogenase) und E_3BP (E_3-bindendes Protein, Protein X) und benötigt Thiaminpyrophosphat, α-Liponsäure, FAD, NAD^+ und CoA als Cofaktoren. Die gleiche Struktur und z.T. identischen Proteinkomponenten (z.B. E_3) finden sich bei allen Oxosäuren-Dehydrogenasen (inkl. BCKDH, s.S. 70).

Klinik: psychomotorische Retardierung, muskuläre Hypotonie, Epilepsie, Ataxie, Apnöen, progrediente Enzephalopathie (inkl. Leigh-Syndrom, fokale Hirnstammläsionen); Hirnfehlbildungen; meist keine (Kardio-)Myopathie; selten Hepatopathie. Jungen sind häufiger und schwerer betroffen als Mädchen.

Varianten: Am häufigsten Mangel der Untereinheit $E_1\alpha$;
Dihydrolipoamid-Dehydrogenase-Mangel: Untereinheit E_3 der mitochondrialen Dehydrogenasekomplexe (für Pyruvat, 2-Oxoglutarat, verzweigtkettige α-Oxosäuren); metabolische Befunde der Ahornsirupkrankheit (S. 73)

Erbgang: $E_1\alpha$: X-chromosomal semidominant

Diagnose: $\uparrow$ Lactat ($\uparrow$ Pyruvat, normaler Lactat/Pyruvat-Quotient) in verschiedenen Körperflüssigkeiten; Enzymatik (Fibroblasten, Muskel)

Therapie: meist nicht sehr effektiv;
ggf. ketogene Diät, Thiamin (150–300 mg/Tag, ggf. höher; s. auch S. 153)

Prognose: schlecht

Störungen des Citratzyklus

- *2-Oxoglutarat-Dehydrogenase-(KDH-)Mangel:* Extrapyramidalzeichen, Hepatopathie; $\uparrow$ 2-Oxoglutarsäure im Urin (OS)
- *Fumarasemangel (Fumaracidurie):* progrediente Enzephalopathie, z.T. vorgeburtlicher Beginn; schwere psychomotorische Retardierung, Hypotonie, Ophistotonus, Sehstörungen, Erbrechen; progrediente Hirnatrophie; $\uparrow$ Fumarsäure im Urin (OS); keine Therapie bekannt

Leigh-Syndrom

Subakute nekrotisierende Enzephalomyelopathie; eigenständiges Syndrom im 1.–2. Lj., kann durch unterschiedliche mitochondriale Primärkrankheiten verursacht werden.

Klinik: psychomotorische Retardierung oder Regression, muskuläre Hypotonie, Hirnstammzeichen (vor allem Strabismus und Schluckstörungen), Ataxie, Pyramidenbahnzeichen, Optikusatrophie, Nystagmus usw.; z.T. akute Verschlechterung nach banalen Infekten

MRT: bilaterale fluktuierende symmetrische Hypodensitäten, symmetrische T_2-Hyperintensität von Basalganglien und Hirnstamm, z.T. fluktuierend

Genetik: mtDNA-Mutationen 8993T>C oder T>G (NARP-Mutation), SURF1-Mutationen (Komplex-IV-Mangel), Mutationen in verschiedenen anderen nukleären Genen (vor allem mit Komplex-I-Defizienz), auch bei PDH-Mangel

Histologie: progrediente fokale Nekrosen, Gefäßproliferation und Gliose im Bereich von Basalganglien, Hirnstamm, periventrikulär und Kleinhirn

Wichtige andere Syndrome

	Klinische Merkmale	*Beginn (Alter)*	*Genetischer Defekt*
Barth	Kardiomyopathie, Neutropenie, Myopathie	neonatal ($\male$)	Taffazin (X-chromosomal)
Sengers	kongenitale Katarakt, Kardiomyopathie, Myopathie	neonatal	unbekannt
mtDNA-Depletion	Dystrophie, Gedeihstörung, gastro-ösophagealer Reflux, Hypoglykämie, Hepatopathie, Myoklonusepilepsie, Ataxie, Enzephalopathie, infektassoziierte Verschlechterung	neonatal bis 2 Jahre	heterogen: Nukleosid-Kinase, DNA-Polymerase γ usw. (autosomal rezessiv und autosomal dominant)
	progrediente Myopathie	Säugling	Thymidin-Kinase
Pearson	Anämie, Panzytopenie, exokrine Pankreasfunktionsstörung, Hepatopathie, Gedeihstörung, später Entwicklung eines Kearns-Sayre-Syndroms	1. Lj.	große mtDNA-Deletionen, sporadisch
Wolfram	Diabetes insipidus, Diabetes mellitus, Optikusatrophie, Taubheit (= DIDMOAD)	1–2 Jahre	*WFS1*-Gen (autosomal rezessiv)
Alpers	progrediente neuronale Degeneration (z.T. Epilepsia partialis continua), Hepatopathie	2–4 Jahre	heterogen, meist autosomal rezessiv
MELAS	Enzephalomyopathie, Lactatacidose, schlaganfallähnliche Episoden, Kleinwuchs, Migräne, Diabetes mellitus	5–15 Jahre	3243A>G ($tRNA^{Leu}$-Gen) und andere
MERRF	Myoklonusepilepsie mit „ragged red fibres" (RRF); Enzephalomyopathie, Neuropathie, progrediente Demenz	5–15 Jahre	8344G>A ($tRNA^{Lys}$-Gen) und andere
MNGIE	Myo-neuro-gastro-intestinale Enzephalopathie: Episoden mit intestinaler Pseudoobstruktion, Neuropathie, Myopathie, CPEO	5–15 Jahre	multiple Deletionen, mtDNA-Depletion, Thymidin-Phosphorylase
Kearns-Sayre (KSS)	CPEO, Retinopathie, Ptosis, Taubheit, Herzleitungsstörungen, Ataxie; ggf. Multisystemerkrankung; ↑ Liquorprotein	5–30 Jahre	immer mtDNA: große Deletionen ± Duplikationen
NARP	Neuropathie, Ataxie, Retinitis pigmentosa	5–30 Jahre	8993T>G/C (*ATPase*-Gen) und andere
LHON	hereditäre Optikusneuroretinopathie (Leber); schmerzloser Sehverlust; häufiger bei männlichen als weiblichen Personen	12–30 Jahre	11778G>A und andere; meist homoplasmisch
CPEO	chronisch progrediente externe Opthalmoplegie	15–40 Jahre	meist einzelne mtDNA-Deletionen*

*CPEO: Der Nachweis von multiplen mtDNA-Deletionen bzw. einer mtDNA-Depletion spricht für eine primäre nukleäre Störung (Defizient eines nukleären Gens), die autosomal dominant erblich sein kann (z.B. DNA-Polymerase γ).

Biochemie: Fettsäurenoxidation und Ketonstoffwechsel

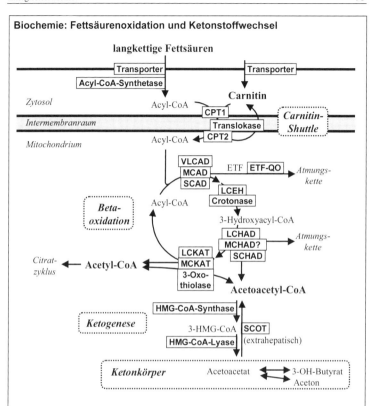

Die mitochondriale Oxidation von Fettsäuren (FS) ist eine der wichtigsten Energiequellen des Organismus und deckt beim Fasten bis zu 80 % des gesamten Bedarfs. Das Gehirn ist nicht in der Lage, FS zu verwerten, kann sich jedoch an den Abbau von hepatisch synthetisierten Ketonen adaptieren. Während Fastenperioden oder längerer Anstrengung werden die als Triglyceride im Fettgewebe gespeicherten langkettigen FS (C_{16}–C_{20}) durch Lipasen freigesetzt, zu Acyl-CoA-Estern aktiviert und über den Carnitin-Shuttle in die Mitochondrien transportiert (die innere Mitochondrienmembran ist für langkettige FS undurchlässig). Carnitin selber wird über einen Transporter in die Zellen aufgenommen (Ausnahme: Leber) bzw. renal reabsorbiert. Verschiedene längenspezifische Enzyme verkürzen Acyl-CoA um jeweils zwei C-Atome (1 Acetyl-CoA) in wiederholten β-Oxidations-Zyklen. Langkettige Acyl-CoA werden an der inneren Mitochondrienmembran, mittel- und kurzkettige Acyl-CoA in der Matrix abgebaut. Acetyl-CoA wird entweder in den Citratzyklus eingeschleust oder zu Ketonkörpern umgewandelt. Die extrahepatische Ketolyse benötigt Succinyl-CoA:3-Oxosäuren-CoA-Transferase (SCOT).
Enzymabkürzungen: siehe die Beschreibung der einzelnen Krankheiten.

Störungen der Fettsäurenoxidation und Ketogenese

Klinische Merkmale

Genetische Störungen der FS-Oxidation und Ketogenese zeigen eine große klinische Variabilität. Eine mangelnde Ketonkörperproduktion und Hemmung der Gluconeogenese (durch niedriges Acetyl-CoA) während kataboler Zustände (verlängertes Fasten, Operationen, Infektionen usw.) führt zum typischen *hypoketotisch-hypoglykämischen Koma,* welches von Zeichen einer Leberfunktionsstörung und Hyperammonämie begleitet sein kann. Häufig erfolgt die Erstmanifestation im späten Säuglingsalter. Die Akkumulation langkettiger Acylcarnitine speziell bei Störungen der Oxidation langkettiger FS kann eine *schwere neonatale Lactatacidose,* Kardiomyopathie und Hepatopathie verursachen, die einem Atmungskettendefekt ähnelt. Milde Störungen der Oxidation langkettiger FS bzw. des Carnitin-Shuttles können sich auf die *Skelettmuskulatur* beschränken und sich in Jugend oder frühem Erwachsenenalter mit chronischer Muskelschwäche, Schmerzen oder rezidivierender Rhabdomyolyse zeigen oder eine akute oder chronische *Kardiomyopathie* verursachen. Die renale Ausscheidung großer Mengen von Acylcarnitinen kann zu einem sekundären Carnitinmangel führen. Alle Krankheiten in dieser Gruppe werden autosomal rezessiv vererbt; in Einzelfällen können Symptome auch bei Heterozygoten auftreten.

Diagnose

Zum raschen Nachweis einer FS-Oxidationsstörung bei einer akuten Hypoglykämie ist die gleichzeitige Quantifizierung der FFS und Ketone (3-Hydroxybutyrat) in Serum von zentraler Bedeutung. Die Acylcarnitinanalyse ist in der Regel diagnostisch; ein Normalbefund bei einer hypoketotischen Hypoglykämie kann auf einen HMG-CoA-Synthase-Mangel hinweisen. Die Untersuchung der organischen Säuren im Urin und des Carnitinstatus im Serum kann hilfreich sein. Enzymanalysen (Leukozyten, Fibroblasten) oder Mutationsanalysen bestätigen die Diagnose und erlauben die Untersuchung von Familienmitgliedern. Belastungstest (Fastentest, Ölbelastung) sind nur in seltenen Einzelfällen sinnvoll und sollten ausschließlich in Stoffwechselzentren durchgeführt werden (u.a. Gefahr der akuten Kardiotoxizität!).

- *akut:* s.S. 6 – Untersuchungen bei symptomatischer Hypoglykämie
- *klinische Chemie:* ↓ Glc, n–↑ Leberwerte, NH_3, Lactat, CK, Myoglobin
- *FFS und Ketone bzw. 3-Hydroxybutyrat* (Plasma, Serum): Normwerte s.S. 158
- *Carnitinstatus* (Serum): ↓ Gesamtcarnitin (ggf. erhöht in der akuten Krise),
  ↑ Quotient Acylcarnitine/Gesamtcarnitin;
  CPT1-Mangel: ↑ freies Carnitin und Gesamtcarnitin, ↓ Acylcarnitin
- *Acylcarnitine* (Trockenblutkarte): spezifische Metabolite, schnelle Diagnose, jedoch grenzwertige Befunde beim Carnitintransportermangel
- *OS* (Urin): spezifische Dicarbonsäuren aus der mikrosomalen ω-Oxidation der FS; spezifische Acylglycine bei manchen Krankheiten; Ketostix nicht immer negativ
- *Enzymatik* (Fibroblasten, Lymphozyten)
- *Mutationsanalysen* sind bei verschiedenen Krankheiten hilfreich, speziell MCAD- und LCHAD-Mangel (häufige Mutationen)
- *Histologie:* häufig fettige Degeneration, Lipidmyopathie

Behandlung

- *Vermeiden von Fastenperioden* > 8–12 Std. (z.T. schon zu lang); häufige (ggf. fettarme und kohlenhydratreiche) Mahlzeiten, frühe Intervention bei Gastroenteritis usw.
- **akut:** hoch dosierte *Glucoseinfusion* (7–10 mg/kg/Min.), ggf. mit Insulin, BZ bei 100 mg/dl (5,5 mmol/l) halten; bei zu hoher Glucosezufuhr u.U. Verstärkung einer Lactatacidose
- *Carnitin* 100 mg/kg/Tag bei Carnitinmangel (vermeiden bei Störungen der Oxidation langkettiger FS bzw. des Carnitinzyklus – cave: toxische langkettige Acylcarnitine)
- *keine Lipidinfusion;* mittelkettige Triglyceride (MCT) bei gesicherten Störungen der Oxidation langkettiger FS
- bei gesicherten Störungen der Oxidation langkettiger FS und des Carnitinzyklus: *akut:* Dialyse, Austauschtransfusion; *langfristig:* mittelkettige Triglyceride; experimentell D-3-Hydroxybutyrat
- bei ETF-Mangel oder SCAD-Mangel: Therapieversuch mit Riboflavin 150 mg/Tag

Carnitintransportermangel (primärer Carnitinmangel)

Klinik: wie oben, Kardiomyopathie, akutes Herzversagen, Muskelschwäche, Hepatopathie

Biochemie: intrazellulärer Carnitinmangel (Muskel), Carnitinverarmung durch fehlende renale Rückresorption

Diagnose: Serum: ↓↓ Gesamtcarnitin (< 5–10 % der Norm); Urin: n–↑ freies Carnitin; Acylcarnitine: meist ↓↓ alle Acylcarnitine
OS (Urin): keine (kaum) Dicarbonacidurie

Therapie: Carnitin 100 mg/kg/Tag, nach Serumspiegel

Carnitin-Palmitoyltransferase-I-(CPT1-)Mangel

Klinik: wie oben, besonders ausgeprägte Hepatopathie, keine (Kardio-)Myopathie; renale tubuläre Acidose

Diagnose: Serum: n–↑ Gesamtcarnitin, Acylcarnitinanteil < 20 %; Acylcarnitine: n–↑ freies Carnitin, ↓ C_{16}, C_{18}, $C_{18:1}$; OS (Urin): keine Dicarbonacidurie

Carnitin-Translokase-(Carnitin-Acylcarnitin-Carrier, CAC-)Mangel

Klinik: wie oben, schwere Kardiomyopathie, Arrhythmien, Hepatopathie

Diagnose: Serum: ↓↓ Gesamtcarnitin, Acylcarnitinanteil 80–100 %; Acylcarnitine: ↓ freies Carnitin, ↑↑ C_{16}, C_{18}, $C_{18:1}$; OS (Urin): keine bzw. unspezifische Dicarbonacidurie

Carnitin-Palmitoyltransferase-II-(CPT2-)Mangel

Klinik: wie oben, Kardiomyopathie, Hepatopathie; *milde Form* (Alter > 15 Jahre): episodische Muskelschwäche, Myoglobinurie, Rhabdomyolyse (z.B. bei Fieber)

Diagnose: Serum: ↓ Gesamtcarnitin, Acylcarnitinanteil 40–80 %; Acylcarnitine: ↑ Quotient $(C_{16} + C_{18:1})/(C_2)$; OS (Urin): keine bzw. unspezifische Dicarbonacidurie

(Über-)Langkettige-Acyl-CoA-Dehydrogenase-(VLCAD-)Mangel

Das Enzym VLCAD an der inneren Mitochondrienmembran ist für die Oxidierung langkettiger CoA-Fettsäuren zuständig; das Enzym „LCAD", dem früher diese Funktion zu-
geschrieben wurde, liegt zellulär in sehr viel niedriger Konzentration vor und katalysiert
auch den Abbau *verzweigter* langkettiger CoA-Fettsäuren; seine genaue physiologische
Funktion ist noch unbekannt.

Klinik: wie oben, Kardiomyopathie, Hepatopathie, Hepatomegalie, SIDS;
               Spätmanifestation rezidivierende Rhabdomyolysen
Diagnose: Acylcarnitine: ↑ $C_{14:1}$, Quotient $C_{14:1}/C_{12:1}$;
               OS (Urin): C_6–C_{14}-Dicarbonsäuren

Mitochondriales-Trifunktionales-Protein-(MTP-)Mangel, Langkettige-Hydroxyacyl-CoA-Dehydrogenase-(LCHAD-)Mangel

MTP besteht aus α- und β-Untereinheiten, die von zwei Genen kodiert werden. Es vermittelt Hydratase-(LCEH-), Dehydrogenase-(LCHAD-) und Oxothiolase-(LCKAT-)
Aktivitäten. Bei der Mehrheit der Patienten ist vor allem die LCHAD-Funktion gestört
(häufige Mutation E510Q, *HADHA*-Gen).

Klinik: wie oben, Kardiomyopathie, Hepatopathie, muskuläre Hypotonie, Neuro-
               pathie, Retinopathie; Spätmanifestation rezidivierende Rhabdomyolysen;
               Mütter mit einem betroffenem Fetus können im letzten Trimenon eine
               akute Schwangerschaftssteatose/HELLP-Syndrom entwickeln
Diagnose: ↑ Lactat (3-OH-Palmitoyl-CoA hemmt PDH);
               Acylcarnitine: ↑ Hydroxycarnitine C_{14}-OH, $C_{16\text{-OH}}$, C_{18}-OH, $C_{18:1}$-OH;
               OS (Urin): C_6–C_{14} (Hydroxy-)Dicarbonsäuren; Mutationsanalyse (E510Q)

Mittelkettige-Acyl-CoA-Dehydrogenase-(MCAD-)Mangel

Der MCAD-Mangel ist die häufigste FS-Oxidationsstörung in Nordeuropa (Inzidenz bis
zu 1 : 6 000) aufgrund einer prävalenten Mutation K329E im *ACADM*-Gen. Die
Diagnose wird inzwischen häufig über das erweiterte NG-Screening gestellt.

Klinik: wie oben, Reye-ähnliche, oft foudroyant verlaufende Entgleisungen nach
               8–12–16 Std. Fasten, bei banalen Erkrankungen, nach Operationen usw.:
               Lethargie, Übelkeit, Erbrechen (oft noch mit normalem BZ) → innerhalb
               1–2 Std. Koma, Krampfanfälle, Herzstillstand;
               keine primäre Muskelbeteiligung, auch asymptomatische Verläufe
Variante: *milder MCAD-Mangel* häufig im NG-Screening (häufig assoziiert mit
               Mutation Y67H), von fraglicher klinischer Bedeutung
Manif.:   jedes Alter, häufig zwischen 4 Monate und 3 Jahren, vereinzelt auch später
Diagnose: Acylcarnitine: ↑ C_8, C_6, ↑ Quotient C_8/C_{10};
               OS (Urin): C_6–C_{10}-Dicarbonsäuren, Suberylglycin, Hexanoylglycin;
               Mutationsanalyse (K329E)
Therapie: Vermeiden von Fastenperioden; Indikation einer Carnitingabe ist umstritten
               (50–100 mg/kg/Tag, bei nachgewiesenem Mangel)
Prognose: nach Diagnose ausgezeichnet; erste Krise letal in bis zu 25 % der Fälle; oft
               Residualschäden

Kurzkettige-Acyl-CoA-Dehydrogenase-(SCAD-)Mangel

Klinik: metabolische Acidose, progrediente psychomotorische Retardierung,
            Hypotonie, gelegentlich Myopathie (ältere Patienten); selten Hypoglykämie
Variante: *milder SCAD-Mangel* durch 2 häufige Polymorphismen; fragliche Relevanz
Diagnose: Acylcarnitine: ↑ C_4;
            OS (Urin): Ethylmalonsäure (s. auch S. 68), Butyrylglycin

Kurzkettige-Hydroxyacyl-CoA-Dehydrogenase-(SCHAD-)Mangel

Klinik: hyperinsulinämische Hypoglykämien, s.S. 109.

Multipler Acyl-CoA-Dehydrogenase-Mangel (Glutaracidurie Typ II)

Eine Störung des Elektronentransfers von NAD^+-abhängigen Dehydrogenasen zur
Atmungskette aufgrund eines Defektes von Elektronentransfer-Flavoprotein (ETF) oder
ETF-Cytochrom-Q-Oxidoreduktase (ETF-QO) beeinträchtigt nicht nur die FS-Oxidation,
sondern auch den Abbau diverser AS (z.B. Val, Leu, Ile, Trp, Lys).

Klinik: Gesichts- und Hirnfehlbildungen, Zystennieren, Reye-Syndrom,
            metabolische Acidose, Hypoglykämie, progrediente Enzephalopathie,
            Epilepsie, (Kardio-)Myopathie
Diagnose: Acylcarnitine: ↑ alle Verbindungen (C_4–C_{18});
            OS (Urin): ↑ Lactat, Glutarsäure, Ethylmalonsäure, Dicarbonsäuren u.a.
Therapie: Vermeiden von Fasten, fettarme Diät; Therapieversuch mit Riboflavin
            100 mg/Tag, experimentell D-3-Hydroxybutyrat
Prognose: bei neonatalem Beginn meist letal in den ersten Lebenswochen

HMG-CoA-Synthase-Mangel

Klinik: akute hypoketotische Hypoglykämie bei relativ kurzer Fastentoleranz
Diagnose: OS (Fastenurin): Dicarbonacidurie ohne Ketose; Mutationsanalyse
            (OS, Acylcarnitine usw. im Intervall unauffällig! Enzymatik keine Option!)
Therapie: wie bei FS-Oxidationsstörungen, Carnitingabe nicht nötig
Prognose: ausgezeichnet bei Vermeidung von Fastenperioden

HMG-CoA-Lyase-Mangel

Die 3-Hydroxy-3-methylglutaryl-(HMG-)CoA-Lyase ist sowohl für die Ketogenese
(S. 93) als auch für den letzten Schritt der Leucinoxidation (S. 64) notwendig.

Klinik: akute hypoketotische Hypoglykämie, metabolische Acidose, Hepatopathie,
            oft letal in Reye-artiger Krise
Diagnose: OS (Urin): spezifische Metaboliten (3-HMG, 3-Methylglutaconsäure u.a.)
Therapie: *akut:* wie bei Organoacidopathien (s.S. 59), Carnitin, hoch dosierte Glc i.v.;
            Dauerbehandlung: fettarme (ca. 25 % des tägl. Kalorienbedarfs), protein-
            reduzierte Diät, Carnitinsubstitution
Prognose: günstig, sofern durch Erstmanifestation keine bleibenden Schäden
            eingetreten sind

Störungen der Ketolyse

Differenzialdiagnose der Ketose: s.S. 12. Eine gestörte Verwertung von hepatisch synthetisierten Ketonkörpern führt zu einer schweren Ketoacidose und *hyper*ketotischen Hypoglykämie. Diagnosesicherung über Enzymatik und Molekulargenetik.

Succinyl-CoA:3-Oxosäuren-CoA-Transferase-(SCOT-)Mangel

Klinik: rezidivierende schwere Ketoacidose, Tachypnoe, Hypotonie, Koma
Manif.:   NG- oder Säuglingsalter
Diagnose: ↑ Ketone (D-3-Hydroxybutyrat) in Serum und Urin, auch postprandial,
             exzessiv beim Fasten;
             OS (Urin): ↑ Ketone, sonst unspezifisch; Acylcarnitine unauffällig

3-Oxothiolase-Mangel (mitochondrialer Acetoacetyl-CoA-Lyase-Mangel)

Dieses Enzym ist auch für den Abbau der ketogenen AS Isoleucin notwendig (S. 64), und die Erkrankung ist letztlich eine Organoacidurie mit exzessiver Ketose.

Klinik: akute Episoden mit Übelkeit, Erbrechen → Koma, bleibende neurologische
             Schäden
Diagnose: ↑ Ketone (D-3-Hydroxybutyrat) in Serum und Urin, relativ hoher BZ,
             (Lactat-)Acidose, n–↑ NH_3;
             Acylcarnitine: Tiglylcarnitin, 2-Methyl-3-hydroxybutylcarnitin u.a.;
             OS (Urin): ↑ 2-Methyl-3-hydroxybutyrat, 2-Methylacetoacetat, Tiglylglycin;
             ggf. Isoleucinbelastung (100 mg/kg, 8 Std. Sammelurin für OS)

Störungen der Kreatinsynthese

Das Kreatin/Kreatinphosphat-System dient als zytosolischer Speicher für chemische Energie in Gehirn und Muskel. Störungen der Synthese oder des zellulären Imports von Kreatin verursachen eine *psychomotorische Retardierung (besonders der Sprache) und Epilepsie*. Ein zerebraler Kreatinmangel lässt sich mittels MRS nachweisen; abnorme Konzentrationen von Kreatin bzw. Kreatinin oder dem Vorläufer Guanidinoacetat finden sich in Serum bzw. Urin.

Guanidinoacetat-Methyltransferase-(GAMT-)Mangel

Klinik: psychomotorische Retardierung, Autismus, therapieresistente Epilepsie,
             dyston-dyskinetische Bewegungsstörungen
Diagnose: ↓ Kreatin/Kreatinin (Urin), ↑ Guanidinoacetat (Plasma, Urin, Liquor);
             ↓↓ Kreatin (MRS Gehirn); (ggf. pathologischer Allopurinoltest)
Therapie: Kreatin 400 mg/kg/Tag; diätetische Verringerung des akkumulierenden
             Guanidinoacetats durch Ornithinsupplementation (ggf. Argininrestriktion)

Biochemie

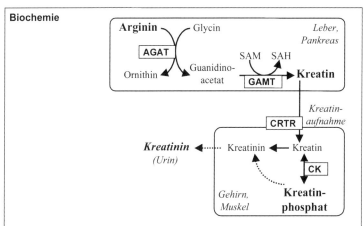

Kreatin wird in einem zweistufigen Prozess mittels *Arginin:Glycin-Amidinotransferase* (AGAT) und *Guanidinoacetat-Methyltransferase* (GAMT) synthetisiert; S-Adenosylmethionin (SAM) ist der Methylgruppendonor. Ein *Kreatintransporter* (CRTR) ist für die Aufnahme von Kreatin in Gehirn und Muskel notwendig.

Arginin:Glycin-Amidinotransferase-(AGAT-)Mangel

Klinik: psychomotorische Retardierung
Diagnose: ↓ Guanidinoacetat (Plasma, Urin), n–↓ Kreatin/Kreatinin (Urin);
            ↓↓ Kreatin (MRS des Gehirns)
Therapie: Kreatin 300–400 mg/kg/Tag

Kreatintransporter-Mangel

Diese kürzlich beschriebene Erkrankung scheint eine häufige Ursache einer X-chromosomalen mentalen Retardierung mit oder ohne Epilepsie zu sein.

Klinik: psychomotorische Retardierung, (milde, gut behandelbare) Epilepsie
Erbgang: X-chromosomale Erkrankung
Diagnose: ↑ Kreatin/Kreatinin, normales Guanidinoacetat (Urin);
            ↓↓ Kreatin (MRS Gehirn); Mutationsanalysen
Therapie: bei Hemizygotie: keine effektive Behandlung; bei symptomatischen
            Heterozygoten: Kreatin 500 mg/kg/Tag kann hilfreich sein

Kohlenhydratstoffwechsel

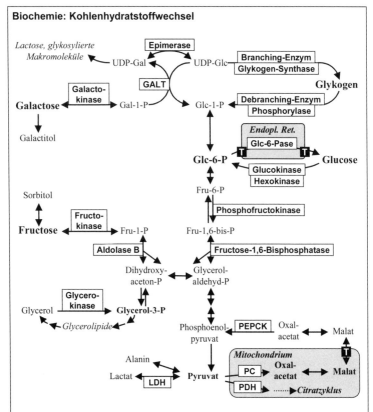

Biochemie: Kohlenhydratstoffwechsel

Glucose als wichtigste schnell verfügbare Energiequelle des Organismus wird in der zytosolischen Glykolyse zu Pyruvat abgebaut, ins Mitochondrium transportiert und im Citratzyklus mit hohem Energiegewinn vollständig oxidiert. Die reversible Reduktion von Pyruvat zu Lactat erlaubt die anaerobe Glykolyse. Für die Gluconeogenese wird Pyruvat durch die mitochondriale *Pyruvat-Carboxylase* (PC) zu Oxalacetat umgewandelt, über den Malat-Shuttle ins Zytosol transportiert und dort u.a. durch *Phosphoenolpyruvat-Carboxykinase* (PEPCK) und *Fructose-1,6-Bisphosphatase* (FBPase = Aldolase A) zu Glucose-6-phosphat (Glc-6-P) synthetisiert. Die Umwandlung zu Glucose erfolgt im endoplasmatischen Retikulum mittels *Glucose-6-Phosphatase* (Glc-6-Pase); zusätzlich werden mehrere Transportsysteme benötigt.

Glykogen wird speziell in Leber und Muskulatur aus Glc-6-P synthetisiert und ge-speichert. Glykogenosen können durch Enzymdefekte in der Glykogensynthese (*Gly-kogen-Synthase* und „*branching-Enzym*"), Glykogenolyse (gewebespezifische *Phos-phorylasen*, „*debranching-Enzym*", *lysosomale Glucosidase*) und Glykolyse (u.a. Phosphofructokinase) verursacht werden.

Lactose (Milchzucker, Gal-Glu-Disaccharid) wird im Darm gespalten und resorbiert. **Galactose** kann erst nach Aktivierung und Umwandlung in UDP-Glucose mittels Galactokinase, Galactose-1-phosphat-Uridyltransferase (GALT) und UDP-Galactose-4-Epimerase als Energieträger genutzt werden, wobei das Kohlenstoffgerüst intakt bleibt. Der letzte Schritt ist reversibel, und für die Synthese von Lactose und glykosylierten Makromolekülen kann UDP-Galactose von jeder Körperzelle aus Glucose synthetisiert werden. Bei einer Störung des Galactosestoffwechsels kann vermehrt Galactitol auftreten, welches sich in der Linse anreichern und eine Katarakt verursachen kann.

Fructose ist Bestandteil des Kochzuckers (Saccharose, Fru-Glc-Disaccharid) und ist in großen Mengen in Obst und diversen Gemüsesorten enthalten. Daneben werden Fruc-tose, Saccharose oder Sorbitol (das über Fructose abgebaut wird) häufig Lebensmitteln zugesetzt. Fructose wird irreversibel mittels *Fructokinase* zu Fructose-1-phosphat phosphoryliert, welches durch *Aldolase B* in phosphorylierte C3-Metaboliten gespalten wird. Diese fließen in die Glykolyse bzw. Gluconeogenese ein.

Glycerol-3-phosphat ist die Grundlage für die Synthese der Triglyceride, Phospholipi-de, Sphingolipide und anderer Glycerolipide. Es ist über Dihydroxyacetonphosphat eng mit der Glykolyse verbunden; die Reaktion wird von verschiedenen Dehydrogenasen in Mitochondrien (FAD-abhängig, nicht reversibel) und Zytosol (NAD^+-abhängig, re-versibel) katalysiert und spielt als Glycerophosphatzyklus eine wichtige Rolle im Transport von Reduktionsäquivalenten. Glycerol-3-P entsteht darüber hinaus durch Aktivierung von Glycerol (aus dem Abbau der Glycerolipide) mittels *Glycerokinase* in Leber, Niere und Darmmukosa.

Störungen im Stoffwechsel von Galactose und Fructose

Patienten mit Störungen im Stoffwechsel von Galactose oder Fructose entwickeln klini-sche Symptome erst nach Aufnahme von lactosehaltiger (Milch, Milchprodukte) bzw. fructose- oder saccharosehaltiger Nahrung. Eine positive Reduktionsprobe im Urin (s.S. 30) ist ein wichtiger diagnostischer Hinweis; die Galactosämie wird im NG-Screening erfasst. Galactose-1-phosphat (Gal-1-P) bzw. Fructose-1-phosphat (Fru-1-P), die bei der klassischen Galactosämie und der hereditären Fructoseintoleranz akkumulieren, sind to-xisch insbesondere für Leber, Nieren und Gehirn.

Essenzielle Fructosurie
Klinik: unauffälliger Zufallsbefund
Enzym: Fructokinase

Hereditäre Fructoseintoleranz

Klinik: beim Abstillen bzw. Zufütterung von Beikost: Erbrechen, Apathie, Koma,
              progrediente Leberfunktionsstörung mit Hepatosplenomegalie,
              Hypoglykämien, renal-tubulärer Funktionsstörung, Gedeihstörung,
              Aversion gegen fructosehaltige Speisen bzw. Süßigkeiten, kein Karies
Enzym: Aldolase B
Genetik: Inzidenz 1 : 20 000; relativ häufige Mutation A149P im *Aldolase-B*-Gen
Biochemie: toxische Wirkung durch Verringerung von intrazellulärem ATP, Hemmung
              der Glykogenolyse
Diagnose: renal-tubuläre Störung: ↑ Glc, Albumin, AS, reduzierende Substanzen
              (Urin); positiver Effekt einer Fructosekarenz; Mutationsanalyse (drei häufige
              Mutationen); Enzymatik (Leber); Sialotransferrin-Elektrophorese.
              Eine *intravenöse* Fructosebelastung wurde früher als diagnostischer Test
              verwendet, Fructose ist jedoch zurzeit (August 2004) nicht mehr für die i.v.
              Gabe erhältlich. Eine orale Fructosebelastung ist nicht evaluiert, sie ist unan-
              genehm für den Patienten und kann erhebliche Nebenwirkungen haben.
Therapie: streng fructosearme Diät, Vitaminzusatz

Klassische Galactosämie

Klinik: progrediente Symptomatik nach Beginn der Milchfütterung ab 3.–4. Lebens-
              tag: Erbrechen, Durchfälle, Ikterus, Leberfunktionsstörung, Sepsis → Tod
              durch Leber- oder Nierenversagen; zunehmende zentrale Katarakt beidseits
Enzym: Galactose-1-phosphat-Uridyltransferase (GALT)
Genetik: *GALT*-Gen, zahlreiche Mutationen; Inzidenz in Europa 1 : 18 000–180 000
Varianten: • *Duarte-1-Allel* (Mutation N314D + L218L) = ↑ Enzymaktivität;
              • Duarte-2-Allel (N314D + Deletion in 5'-UTR des GALT-Gens; Allel-
                frequenz in Deutschland 10 %) = 50 % Enzymaktivität, nicht diätpflichtig
Diagnose: s.S. 35; 53 (NG-Screening); ↑ Gal und Gal-1-P (Serum, Erythrozyten,
              Trockenblutkarte); Enzymatik; Mutationsanalyse;
              renal-tubulärer Schaden: ↑ Glc, Albumin, AS, pos. Reduktionsprobe (Urin)
Therapie: *nach Blutentnahme* (s.S. 53): lactosefreie Säuglingsmilch (u.U.
              lebensrettend); lebenslang lactosefreie, galactosearme Diät:
              Galactosemenge pro Tag (mg): Säuglinge 50(–200), Kleinkinder 150(–200),
              Schulkinder 200(–300), Jugendliche 250(–400), Erwachsene 300(–500)
              Ziel: Gal-1-P (Erythrozyten) 2–4 (maximal 5) mg/dl (niedriger Spiegel in der
              Kindheit wegen hoher endogener Gal-Produktion schwer zu erreichen)
Kompl.:   oromotorische/generalisierte Dyspraxie; mentale Retardierung, Ataxie, Tre-
              mor; ovarielle Dysfunktion + gestörte Pubertätsentwicklung (Mädchen)

Galactokinasemangel

Klinik: rasch progrediente zentrale Katarakt, in den ersten Lebenswochen reversibel
Diagnose: ↑ Gal, Galactitol, Glucose (Urin), niedriges Gal-1-P (Blut); Enzymatik
Therapie: lactosefreie Diät

UDP-Galactose-Epimerase-Mangel

Klinik: wie bei klassischer Galactosämie; psychomotorische Retardierung
Diagnose: ↑ Gal und Gal-1-P (Serum, Erythrozyten), normal GALT-Aktivität;
              Enzymatik (Erythrozyten)
Therapie: wie bei klassischer Galactosämie

Störungen der Gluconeogenese

Typisch für die insgesamt seltenen Defekte sind rezidivierende Hypoglykämien mit Lactatacidose und ggf. Ketose. Besonders schwere *Hypoglykämien* mit *Hepatomegalie* finden sich bei den zytosolischen Enzymdefekten, die im Stoffwechselweg relativ nahe an der Glucose sind (G-6-Pase- und FBPase-Mangel), während mit zunehmender Nähe zum Citratzyklus (PEPCK- und PC-Mangel) ein progredienter *neurodegenerativer Verlauf* mit schwerer *Lactatacidose* im Vordergrund steht. Der Glucose-6-Phosphatase-Mangel ist eine Glykogenose (Typ I, s.S. 104).

Pyruvat-Carboxylase-Mangel

Die Synthese von Oxalacetat aus Pyruvat ist nicht nur für die Gluconeogenese aus Lactat oder Alanin nötig, sie ermöglicht auch den für Biosynthesen notwendigen Entzug von Citrat, 2-Oxoglutarat oder Succinyl-CoA aus dem Citratzyklus sowie die Synthese von Aspartat für den Transport von Reduktionsäquivalenten aus dem Mitochondrium ins Zytosol und in den Harnstoffzyklus.

Klinik: • *milde Form (Typ A):* psychomotorische Retardierung, milde Lactatacidose
            • *schwere Form (Typ B):* schwere neonatale Lactatacidose, Enzephalo-
              pathie, Koma, Krämpfe, Hypotonie, milde Hypoglykämie, renal-tubuläre
              Acidose
Diagnose: $\uparrow$ Lactat, Pyruvat, Ketone, NH_3;
            n–$\uparrow$ Lactat/Pyruvat-Quotient bei $\downarrow$ 3-OH-Butyrat/Acetoacetat-Quotient;
            AS (Plasma): $\uparrow$ Cit, Ala, Lys, Pro;
            OS (Urin): u.a. 2-Oxoglutarsäure; Enzymatik (Fibroblasten)
DD: multipler Carboxylasemangel (s.S. 69)
Therapie: fragliche Effektivität: Biotin 10–40 mg/Tag, kohlenhydratarme Diät,
            ggf. Succinat 2–10 g/Tag

Phosphoenolpyruvat-Carboxykinase-Mangel

Klinik: Hypotonie, Hepatomegalie, Gedeihstörung, Lactatacidose, Hypoglykämie

Fructose-1,6-Bisphosphatase-Mangel

Klinik: akute Entgleisung (oft neonatal) mit Hepatomegalie (bei meist normalen
            Transaminasen), Acidose, Hyperventilation, Ketose, Hypoglykämie, Koma,
            Krampfanfälle, Hirnschädigung
Diagnose: $\uparrow$ Lactat, Pyruvat, Ketone; OS (Urin): 2-Oxoglutarsäure
Therapie: meist rascher Erfolg mit intravenöser oder oraler Glucose, ggf. Na-
            Bicarbonat

Glykogenosen

Glykogenosen zeigen sich meist durch pathologische Glykogenspeicherung (z.B. isolierte *Hepatomegalie*) und entsprechende Organfunktionsstörungen (z.b. *Hepatopathie, Myopathie*) oder durch *Hypoglykämien*. Abhängig von der überwiegenden Lokalisation des Enzyms findet sich eine primär hepatopathische (Typ I, IIIb, IV, VI, IX), myopathische (Typ V, VII) oder gemischte (Typ II, IIIa) Symptomatik. Bis auf Unterformen von Typ VI (X-chromosomal) werden alle Glykogenosen autosomal rezessiv vererbt. Die kumulative Inzidenz beträgt ca. 1 : 20 000. Die Diagnose wird enzymatisch-bioptisch oder molekulargenetisch gesichert. Belastungstests (Fructose, Galactose, Glucose, Glucagon) sind nur noch in Ausnahmefällen indiziert.

Glykogenose Typ I (von Gierke)

Enzym:	Glucose-6-Phosphatase bzw. Transportsysteme des endoplasmatischen Retikulums
Organ:	Leber, Niere
Klinik:	hypoglykämische Krampfanfälle, rezidivierende Hypoglykämie mit Acidose, Puppengesicht, Stammfettsucht, Gedeihstörung, Hepatomegalie, Nephromegalie, Muskelatrophie, Kleinwuchs, Blutungsneigung
Manif.:	3.–6. Lebensmonat, z.T. später
Variante:	*GSD1-non-a:* Neutropenie (< 1 500/µl), gestörte Leukozytenfunktion, bakterielle Infekte, Durchfälle, entzündliche Darmerkrankungen
Diagnose:	↓ Glucose, ↑ Lactat, ↑ Triglyceride, ↑ Harnsäure, (↑) Transaminasen; OS (Urin): u.a. 2-Oxoglutarsäure; Glucosebelastung: Lactatabfall; Molekulargenetik; Enzymatik (Leber)
Therapie:	Vermeidung von Hypoglykämien durch kontinuierliche Kohlenhydratzufuhr:

- häufige Mahlzeiten (alle 2–3–4 Std.): langsam resorbierbare Kohlenhydrate (Maltodextrin, Stärke), keine Saccharose, begrenzt Fructose (Gemüse, Früchte), Vermeidung von Lactose; calciumhaltige Milchersatzprodukte auf Sojabasis
- kontinuierliche nächtliche Magentropfinfusion (Maltodextrin) > 10 Std., Beginn möglichst kurz nach der letzten Tagesmahlzeit; nach Pubertät ggf. ungekochte Maisstärke

ggf. Allopurinol;
GSD1-non-a: zusätzlich Filgrastim (G-CSF, Neupogen®) 2–3 µg/kg/Tag s.c., ggf. höher (vorher Knochenmarkpunktion: Ausschluss Myelodysplasie)

Kontrolle:	BZ (Tagesprofil) nicht unter 80 mg/dl (4,4 mmol/l); Lactat möglichst < 1,5 mmol/l (Blut) bzw. < 60 mmol/mol Kreatinin (Urin), normale Triglyceride, Harnsäure; normale Leberwerte; jährliche Sonographie der Leber; ab 14. Lj. regelmäßige Untersuchung der Nierenfunktion
Kompl.:	ab 2.–3. Lebensdekade: Lebertumoren, Osteoporose, Nierenversagen

Glykogenose Typ II (Pompe)

Enzym: lysosomale saure Maltase (α-Glykosidase) → lysosomale Erkrankung
(Speicherung von Cholesterolestern und Triglyceriden)
Organ: generalisiert
Klinik: *infantil:* Gedeihstörung, schwere (Kardio-)Myopathie mit Hypotonie,
Ateminsuffizienz, meist letal im 1. Lj.;
juvenil/adult: langsam fortschreitende Muskelschwäche (nur
Skelettmuskulatur); z.T. Atherosklerose
Diagnose: pathologisches Muster der Oligosaccharide (Urin); Lymphozytenvakuolen;
übrige Stoffwechseldiagnostik unauffällig (lysosomales Enzym); typisches
EKG und Echo; Enzymatik (Muskel, Fibroblasten); ggf. Molekulargenetik
Therapie: palliativ; Physiotherapie; proteinreiche Ernährung mit Supplementierung von
Ala und Leu; experimentell Enzymersatztherapie

Glykogenose Typ III (Cori/Forbes)

Enzym: „debranching-Enzym" = Amylo-1,6-Glucosidase
Organ: Leber, Herz, Muskel
Klinik: wie Typ I, aber „leichter" und normale Nierengröße; IIIa: progrediente
(Kardio-)Myopathie; Typ IIIb: nur Hepatopathie; selten Tubulopathie
Diagnose: ↓ Glucose; AS (Plasma): ↓ Ala, Leu, Ile, Val; ↑ Transaminasen, Cholesterol;
Glucosebelastung: Lactatanstieg;
Enzymatik (Leukozyten, Fibroblasten bzw. Leber oder Muskel)
Therapie: Vermeidung Hypoglykämie

Glykogenose Typ IV (Andersen)

Enzym: „branching-Enzym" = Amylo-(1,4→1,6)-Transglucosylase
Organ: Leber, Muskel
Klinik: Hepatopathie → Zirrhose, Leberversagen; Splenomegalie;
meist letal bis 4. Lj.
Diagnose: Leberbiopsie; Enzymatik (Leukozyten, Fibroblasten bzw. Leber oder
Muskel)
Therapie: experimentell Lebertransplantation

Glykogenose Typ V (McArdle) und Typ VII (Tauri)

Enzym: Muskel-Phosphorylase (Typ V); Muskel-Phosphofructokinase u.a. (Typ VII)
Klinik: muskuläre Belastungsintoleranz; Muskelkrämpfe
Manif.: Adoleszenz bis Erwachsenenalter; Typ VII schon im Kindesalter
Diagnose: Serum: ↑ Harnsäure, CK; Myoglobinurie;
Ischämietest: ↑ NH_3, kein Lactatanstieg (s.S. 52)
DD: Oxidationsdefekte langkettiger FS; Atmungskettendefekte; Muskel-AMP-
Desaminase-Mangel
Therapie: Vermeidung starker Muskelanstrengungen

Glykogenose Typ VI (Hers) und IX

Enzym: Leber-Phosphorylase (Typ VI) bzw. Phosphorylase-Kinase (Typ IX)
Klinik: Hepatomegalie, milde Hypoglykämie, oft asymptomatisch
Manif.:   Kindheit, Symptome mit Pubertät oft rückläufig
Diagnose: ↓ Glucose, ↑ Lactat, ↑ Transaminasen; Glucosebelastung: Lactatanstieg;
             Enzymatik (Erythrozyten, Leukozyten, Leber bzw. Muskel)
Genetik: meist X-chromosomal (Untereinheit der Leber-Phosphorylase), sonst
             rezessiv
Therapie: häufig nicht erforderlich; Vermeidung Hypoglykämie

Glykogenose Typ 0

Enzym: Glykogen-Synthase
Klinik: bei Fasten: rezidivierende Hypoglykämie mit Ketose, ↑ Lactat;
             keine Organomegalie
Biochemie: ↓ Glykogen
Diagnose: Glucosebelastung: Lactatanstieg; Glucagonbelastung;
             Enzymatik (Leber), Molekulargenetik
DD: ketotische Hypoglykämie

M. Fanconi-Bickel (Glykogenose Typ XI)

Enzym: Glucosetransporter 2 (GLUT2); s. auch S. 108
Klinik: renales Fanconi-Syndrom (→ Rachitis), Aminoacidurie, Phosphaturie,
             Glucosurie, Kleinwuchs, Malabsorption, Hepato- und/oder Nephromegalie,
             Fastenhypoglykämie, Glucose/Galactose-Intoleranz
Diagnose: Molekulargenetik
Therapie: häufige Mahlzeiten, langsam resorbierte Kohlenhydrate

Störungen des Glycerolstoffwechsels

Glycerolintoleranz

Klinik: bei Katabolismus, Stress, Glycerolbelastung: Schwitzen, Lethargie bis
             Koma, Hypothermie, Hypoglykämie, ggf. Krämpfe
P'genese: unbekannt
Therapie: fettarme (= glycerolarme) Diät

Glycerokinasemangel

Klinik: *juvenile Form:* rezidivierendes Erbrechen, Acidose, Lethargie bis Koma,
             Hypothermie, Hypoglykämie; *benigne/adulte Form:* klinisch inapparent
Genetik: X-chromosomal (Xp21)
Varianten: *„contiguous gene syndrome"* bei größerer Deletion (Xp21-Region) →
             kongenitale NNR-Hypoplasie und/oder Duchenne-Muskeldystrophie u.a. mit
             mentaler Retardierung, typischer Fazies, M. Addison, ggf. OTC-Mangel
Diagnose: OS (Urin): ↑ Glycerol *(cave:* Kontamination mit Babycreme usw.; z.T.
             Zufallsbefund ohne klinische Relevanz);
             Pseudohypertriglyceridämie (Quantifizierung der Triglyceride über
             Glycerolkonzentration nach Lipolyse)
Therapie: fettarme (= glycerolarme) Diät; ggf. Behandlung des M. Addison

Störungen des Pentosestoffwechsels

Biochemie

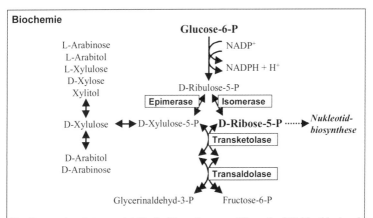

Der Pentosephosphatweg wird für die Biosynthese von Ribose (und Nukleotiden) und die Regeneration von NADPH/H⁺ aus NADP⁺ (für zahlreiche Biosynthesereaktionen und die Reduktion von Glutathion, s.S. 83) benötigt. L-Arabinose und Xylose sind exogener Herkunft (hohe Konzentration in Früchten).

Ribose-5-P-Isomerase-Mangel

Klinik: ein Patient mit progredienter Leukoenzephalopathie, Ataxie, milde periphere Polyneuropathie

Diagnose: MRS (Gehirn), Polyolanalyse (Plasma, Urin, Liquor): ↑ Ribitol, D-Arabitol

Transaldolasemangel

Klinik: ein Patient mit Hepatosplenomegalie und Leberzirrhose

Diagnose: Polyolanalyse (Urin): ↑ Ribitol, D-Arabitol, Erythritol; Enzymatik

Andere Störungen des Pentosestoffwechsels

Diese Störungen werden meist zufällig über eine positive Reduktionsprobe im Urin gefunden; die genaue Pentose kann über Dünnschichtchromatographie von Monosacchariden und Disacchariden oder gaschromatographische Analyse der Pentosen und Polyole bestimmt werden. Essenzielle und alimentäre Pentosurien sind harmlose Störungen, während die L-Arabinosurie nur bei einem Patienten beschrieben wurde.

- *essenzielle Pentosurie* (Xylitol-Dehydrogenase-Mangel): ↑ L-Xylulose (Urin)
- *alimentäre Pentosurie:* ↑ Xylose und Arabinose (Urin) nach exzessivem Genuss von Früchten
- *L-Arabinosurie* (Arabitol-Dehydrogenase-Mangel [?]): ↑ L-Arabinose, L-Arabitol

Störungen des Glucosetransports

Zahlreiche spezifische Transporter werden für den Transport von Glucose und anderen Monosacchariden über Zellmembranen eingesetzt. Transporter der GLUT-Familie erleichtern die passive Diffusion in verschiedenen Geweben; SGLT-Transporter vermitteln den aktiven Transport entlang eines elektrochemischen Na^+-Gradienten in Organen, in denen eine vollständige Resorption notwendig ist (Nieren, Darm). GLUT-Transporter spielen möglicherweise ein Rolle bei der Pathogenese des Diabetes mellitus, dies ist jedoch noch nicht abschließend belegt.

GLUT1-Mangel

Glucosetransportprotein-Mangel: epileptische Enzephalopathie, progrediente Mikrozephalie, psychomotorische Retardierung; s.S. 149

GLUT2-Mangel

M. Fanconi-Bickel (Glykogenose Typ XI): s.S. 106

SGLT1-Mangel: Glucose-Galactose-Malabsorption

Klinik: schwere neonatale Durchfälle → Flüssigkeits- und Elektrolytimbalancen, Dehydrierung

Diagnose: milde Glucosurie, pathologische Glucose/Galactose-Toleranztests, normaler Fructosetoleranztest

Therapie: vollständige parenterale Ernährung; Ersatz von Glucose/Galactose in der Diät durch Fructose

SGLT2-Mangel: renale Glucosurie

Klinik: gutartige Glucosurie mit normalem BZ

Therapie: keine

Kongenitaler Hyperinsulinismus (CHI)

Biochemie: Regulation der Insulinsekretion

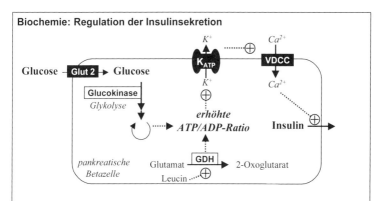

Glucose wird mittels GLUT2 (s. auch S. 108) in die pankreatische β-Zelle transportiert und über Glucokinase (limitierendes Enzym) der Glykolyse zugeführt. Es resultiert eine Erhöhung der ATP/ADP-Ratio, welche über einen komplexen Mechanismus (Verschluss des K_{ATP}-Kanals [aus Sulfonylharnstoffrezeptor SUR1 und Untereinheit Kir6.2], Depolarisation der Zellmembran, Aktivierung von spannungsabhängigen Ca^{2+}-Kanälen [VDCC], Einstrom von Ca^{2+}) die Exozytose von *Insulin* bewirkt. Die intrazelluläre ATP/ADP-Ratio steigt auch bei erhöhter Oxidation von Glutamat zu 2-Oxoglutarat mittels Glutamat-Dehydrogenase (GLDH); Leucin als allosterischer Aktivator der GLDH kann ebenfalls die Insulinsekretion verstärken.

Der kongenitale Hyperinsulinismus (früher: „Nesidioblastose") ist die häufigste Ursache persistierender Hypoglykämien im frühen Kindesalter (Differenzialdiagnostik s.S. 6).

Diagnose
- konsistent erhöhtes Insulin > 3 mU/l bei BZ < 2,0 mmol/l (40 mg/dl)
- ↑ Glucosebedarf (> 10 mg/kg/Min.)
- bei Hypoglykämie: ↓ Ketonkörper, ↓ FFS (Serum), normale Blutgase und Lactat, Ketostix negativ, n–↑ NH_3
- Mutationsanalyse (aufwändig, speziell für SUR1)

Wichtig: Abklärung diffuse vs. fokale bzw. adenomatöse Formen (therapierelevant)

Differenzialdiagnose
- *transienter Hyperinsulinismus* beim Neugeborenen (diabetische Fetopathie, Asphyxie, Sepsis, Rh-Inkompatibilität u.a.)
- *Beckwith-Wiedemann-Syndrom* (Makrosomie, Makroglossie, Omphalozele, Ohrkerben)

Hyperinsulinismus findet sich auch bei CDG Typ Ib (S. 131), Usher-Syndrom Typ 1c und anderen Syndromen

Therapie
- zentraler Zugang, *hohe Glucosezufuhr* (10–25 mg/kg/Min.)
- *Diazoxid* (15 mg/kg/Tag in 3 Dosen); Ansprechen i.d.r. spätestens nach 5 Tagen; *cave:* schwere Herzinsuffizienz; ggf. zusätzlich *Hydrochlorothiazid* (2 mg/kg/Tag in 2 Dosen) *Beachte:* große Zahl von Diazoxid-Nonrespondern, speziell im NG-Alter
- alternativ: *Somatostatin* (1–5 µg/kg/Std. i.v.); zur Dauerbehandlung ggf. *Octreotid* (3–20 µg/kg/Tag s.c. in 3–4 Dosen)
- akut: *Glucagon* (1 mg/Tag [5–10 µg/kg/Std.] i.v.) kontinuierlich über 2–3 Tage
- Versuch mit *Nifedipin* (0,5–2 mg/kg/Tag) kann im Einzelfall gerechtfertigt sein
- bei Versagen der konservativen Therapie: dringende Überweisung zu einem Spezialisten für weiterführende Diagnostik (PET); Pankreasteilresektion (90–95 %)

Formen des kongenitalen Hyperinsulinismus

Protein	Erbgang	Klinische Merkmale bzw. Therapie
SUR1	Autosomal rezessiv, selten autosomal dominant	meist frühe Manifestation und schwerer Krankheitsverlauf, häufig subtotale Pankreatektomie notwendig
Kir6.2	Autosomal rezessiv	selten, schwerer Krankheitsverlauf
Glucokinase	Autosomal dominant	gutes Ansprechen auf Diazoxid
GLDH	Autosomal dominant	Hyperinsulinismus-Hyperammonämie-Syndrom (NH_3 100–200 µmol/l, meist asymptomatisch, mit zunehmendem Alter rückläufig); häufig Leucinsensitiv; *Therapie:* proteinreduzierte Diät, gutes Ansprechen auf Diazoxid
SCHAD (Kurzkettige-Hydroxyacyl-CoA-DH; Biochemie s. S. 93)	Autosomal rezessiv	intermittierende, erratische Hypoglykämien mit Krampfanfällen, gutes Ansprechen auf Diazoxid; Acylcarnitine: ↑ C_4-OH-Carnitin; OS (Urin): ↑ 3-Hydroxyglutarat

Fokaler kongenitaler Hyperinsulinismus

Sonderform des kongenitalen Hyperinsulinismus

Ursache: typischerweise Heterozygotieverlust (Verlust des maternalen 11p15-Allels) in hyperplastischen Inseln des Pankreas, dadurch Demaskierung einer paternal geerbten *SUR1*-Mutation

Diagnose: L-DOPA-PET des Pankreas; früher selektive Pankreasvenenkatheterisierung mit simultaner Messung von Glucose und Insulin

Therapie: selektive Pankreatektomie nach Identifizierung der adenomatösen Areale

Lysosomaler Stoffwechsel

Biochemie

Lysosomen dienen dem intrazellulären Abbau von kleinen bis sehr großen Molekülen und Molekülverbänden. Dazu enthalten sie in einem sauren Milieu (pH 5) eine Vielzahl verschiedener Hydrolasen. Einige lysosomale Enzyme werden sezerniert und von anderen Zellen durch Endozytose aufgenommen; sie können daher in Körperflüssigkeiten analysiert werden.

Genetische Defekte lysosomaler Enzyme führen zur intralysosomalen Akkumulation der unvollständig abgebauten Substrate und zur Funktionsstörung betroffener Zellsysteme (z.B. Bindegewebe, parenchymatöse Organe, Knorpel, Knochen und insbesondere Nervensystem), wobei die Zellen und mit ihnen ganze Organe durch Substratspeicherung anschwellen können.

Mucopolysaccharidosen (MPS) sind Störungen im Abbau der Glykosaminglykane (GAG). Diese sind lange, aus sulfatierten und acetylierten Aminozuckern bestehende Polysaccharidketten, die an ein Proteinskelett geheftet als Proteoglykane die Grundsubstanz der extrazellulären Matrix bilden. *Oligosaccharidosen* sind Störungen im Abbau der komplexen Kohlenhydratseitenketten von glykosylierten Proteinen (Glykoproteinen; s. auch CDG, S. 131); zu dieser Gruppe zählt auch die Sialidose, die klinisch als Mucolipidose Typ I definiert wurde (s.u.). *Sphingolipidosen* sind Störungen im Abbau von Membranlipiden aus FS-haltigem Ceramid und meist komplexen Zuckerketten oder auch einfacheren hydrophilen Seitenketten; Sphingolipide umfassen Cerebroside (im sulfatierten Zustand: Sulfatide), neutrale Substanzen (z.B. Trihexoside), neuraminsäurehaltige Substanzen (z.B. Ganglioside), Hämatosid sowie Sphingomyelin. Galactocerebroside, Sulfatide und Sphingomyelin sind essenzielle Bestandteile der Myelinscheiden, Ganglioside finden sich besonders in der grauen Substanz des ZNS. *Mucolipidosen* vereinigen klinische Merkmale von Mucopolysaccharidosen und Sphingolipidosen; die typischen Formen beruhen auf einem Mangel mehrerer lysosomaler Enzyme durch gestörten Import (mangelnde Phosphorylierung im Golgi-Apparat). Zu den lysosomalen Speicherkrankheiten gehören ferner die *Lipidspeicherkrankheiten* (inkl. Ceroidlipofuscinosen), die *Glykogenose Typ II* (Pompe, s.S. 104) sowie *lysosomale Transportdefekte*.

Typische Befunde bei lysosomalen Speicherkrankheiten

Beachte: Die klinische Manifestation ist generell variabel.

	Vergröberte Gesichtszüge	Dysostosis multiplex	Organomegalie	Mentale Retardierung	Spastik	Periphere Neuropathie	Myoklonische Krämpfe	Hydrops fetalis	Angiokeratome	Hornhauttrübung	Kirschroter Makulafleck	Herzbeteiligung	Makroglossie	Lymphozytenvakuolen	GAG (Urin) erhöht	Pathol. Oligosaccharide	Enzymatik in: (mit Labor besprechen)
Mucopolysaccharidosen																	
MPS Typ I	++	++	+	++						++		+	++		+		L/F
MPS Typ II	++	(+)	+	++								+	+		+		S/I/F
MPS Typ IIIa	(+)	(+)	(+)	++	+		+								(+)		L/F
MPS Typ IIIb	(+)	(+)	(+)	++	+		+								(+)		S/L/F
MPS Typ IIIc	(+)	(+)	(+)	++	+		+								(+)		L/F
MPS Typ IIId	(+)	(+)	(+)	++	+		+								(+)		L/F
MPS Typ IVa	+	+	+							+		(+)			(+)		L/F
MPS Typ IVb	+	+	+	(+)						+		(+)			(+)		L/F
MPS Typ VI	(+)	+	+							++		+	++		+		L/F
MPS Typ VII	+	+	+	+				+		+		(+)	+		+		S/L/F
MPS Typ IX	+	?						?							?	+	L/F
Oligosaccharidosen																	
Fucosidose	++	(+)	(+)	++	+		+		(+)			+		+		+	L/F
α-Mannosidose	++	+	+	++	(+)				(+)	++				+		+	L/F
β-Mannosidose	+			+	+	+			(+)							+	L/F
Asp.glucosaminurie	+	(+)	(+)	+					(+)	(+)			(+)	(+)		+	L/F
Schindler				+	+				+							+	L/F
Sialidose Typ I					+	+	++	+			++			+		+	F
Sialidose Typ II	++	(+)	+	++			(+)	(+)	+		++	+		+		+	F

Legende
++ = prominentes Merkmal, + = oft ausgeprägt, (+) = manchmal vorhanden
- *Angiokeratome* = rote bis dunkelblaue Läsionen (< 1 mm), leicht hyperkeratotisch, nicht wegdrückbar) besonders auf Gesäß, Genitale, unterer Stamm, Oberschenkel
- *Herzbeteiligung* = Kardiomyopathie, Herzklappendefekte, koronare Gefäßerkrankung
- *Lymphozytenvakuolen* = typische Vakuolen oder Einlagerungen in Lymphozyten
F = Fibroblasten, L = Leukozyten, S = Serum, M = Muskel
Asp.glucosaminurie = Aspartylglucosaminurie, MLD = metachromatische Leukodystrophie, mult. Sulfatasem. = multipler Sulfatasemangel, Sialinsäure-Sp. = Sialinsäurespeicherkrankheit

	Vergröberte Gesichtszüge	*Dysostosis multiplex*	*Organomegalie*	*Mentale Retardierung*	*Spastik*	*Periphere Neuropathie*	*Myoklonische Krämpfe*	*Hydrops fetalis*	*Angiokeratome*	*Hornhauttrübung*	*Kirschroter Makulafleck*	*Herzbeteiligung*	*Makroglossie*	*Lymphozytenvakuolen*	*GAG (Urin) erhöht*	*Pathol. Oligosaccharide*	*Enzymatik in: (mit Labor besprechen)*
Sphingolipidosen																	
GM$_1$-Gangliosidose	++	+	+	++	(+)			+	+	+	++	(+)	+			+	L/F
GM$_2$-Gangliosidose			(+)	++	+		+				++					+	L/F
Galactosialidose	++	++	++	++	+		(+)	+	(+)	+	+	+		+		+	F
MLD				++	+	++					(+)						L/F
Niemann-Pick A/B			++	+			(+)	+		(+)	(+)			+			F
Gaucher Typ I			+													+	L/F
Gaucher Typ II			+	++	+		+	+								+	L/F
Gaucher Typ III			+	+	(+)		(+)	(+)								+	L/F
Fabry									+			+					S/L/F
Krabbe				++	+	++					(+)						L/F
Farber			+	+			+				(+)	(+)					F
mult. Sulfatasem.	++	++	++	++	++		+				+	(+)	+	+	+		L/F
Mucolipidosen																	
Mucolipidose II	+	++	+	++						+		++	+	+			S/L/F
Mucolipidose III	(+)	(+)	(+)	(+)								++		+			S/L/F
Mucolipidose IV				+	+					+			+	+			F
Lipidspeicherkrankheiten																	
Niemann-Pick C/D			(+)	+							(+)			+			F
Wolman			+					+			(+)	(+)		+			L
Lysosomale Transportdefekte																	
Cystinose			(+)							+							L
Sialinsäure-Sp.	(+)	(+)	(+)	+		+		(+)						+		+	-
Neuronale Ceroidlipofuscinosen																	
Infantil				+	+		+							(+)			L/F
Spätinfantil				+	+		+							(+)			L/F
Juvenil				+			(+)							+			
Adult				+	(+)		(+)							(+)			
Glykogenose Typ II																	
Pompe (S. 104)			+									++	+	+		+	L/F/M

Diagnose

Die klinische Symptomatik verschiedener Krankheiten kann stark überlappen, das Manifestationsalter der einzelnen Krankheiten kann sehr variabel sein.

Symptome und körperliche Untersuchungsbefunde
- chronisch progrediente Symptomatik ohne akute metabolische Entgleisungen
- *neonatal* häufig unauffällig (aber nicht immer); ggf. Hydrops fetalis, faziale Dysmorphien, Kardiomegalie
- anfangs oft muskuläre Hypotonie, statomotorische, später mentale Retardierung
- progrediente Organomegalie (Leber, Milz, Herz)
- vergröberte Gesichtszüge, Skelettveränderungen, Hautveränderungen
- neurologisch betonte Speicherkrankheiten: Ataxie, Hyperexzitabilität, Spastik
- bei einem Teil der Fälle typischer kirschroter Makulafleck

Untersuchungen
- Skelett (Röntgen des Beckens; Dysostosis multiplex?)
- parenchymatöse Organe (Ultraschall), Herz (EKG, Echo)
- Augen (Retina, Makula, Linse, Hornhaut), Gehör; ggf. zerebrales MRT
- nach Vakuolen suchen: Leukozyten (zuverlässig nur bei *sofortigem* Blutausstrich; nicht mit Blut aus EDTA-Röhrchen!), Knochenmarkzellen, Biopsie
- GAG und Oligosaccharide im Urin
- falls indiziert: Enzymatik in Leukozyten oder Fibroblasten
- Chitotriosidaseaktivität (Serum, Trockenblutkarte)

Chitotriosidase ist ein chitinolytisches Enzym und ein Marker der Aktivation von Monozyten und Makrophagen. Es ist bei mehreren lysosomalen Speicherkrankheiten (u.a. M. Gaucher und M. Niemann Pick Typ C) stark erhöht und kann zum Screening sowie zur Therapiekontrolle verwendet werden. *Cave: falsch negative Befunde* bei Patienten mit Homozygotie für ein häufiges Null-Allel des *CHIT1*-Gens (6 % der Europäer). Eine erhöhte Chitotriosidaseaktivität findet sich auch bei zahlreichen nicht metabolischen Erkrankungen wie Atherosklerose, Sarkoidose, β-Thalassämie oder Malaria.

Kurative Therapie

- Eine Knochenmarktransplantation präsymptomatischer Patienten ist bei einigen Krankheiten erfolgreich (z.B. MPS I, spätmanifestierender M. Krabbe, metachromatische Leukodystrophie), bei anderen nicht (MPS III, MPS IV).
- Eine Enzymersatztherapie ist in Europa zugelassen für M. Gaucher, M. Fabry und MPS I; klinische Studien werden gegenwärtig (August 2004) für MPS II, MPS VI und M. Pompe durchgeführt.

Mucopolysaccharidosen (MPS)

Kinder mit MPS sind bei Geburt meist unauffällig. Fast allen MPS gemeinsam sind progrediente *Skelettdeformitäten* mit typischer vergröberter Fazies und Knochendysplasien, Kontrakturen und *Hepatomegalie*. Abhängig vom Typ finden sich eine *progrediente psychomotorische Retardierung* mit Verlust bereits erworbener Fähigkeiten sowie Hornhauttrübungen und Taubheit. Hernien und rezidivierende Atemwegsinfekte sind häufig. Alle MPS bis auf Typ II (X-chromosomal) werden autosomal rezessiv vererbt. Die Diagnose der MPS erfolgt primär über den Nachweis pathologischer Glykosaminglykane (GAG, früher als Mucopolysaccharide bezeichnet) im Urin (cave: u.U. falsch negative Ergebnisse der globalen Suchtests, insbesondere bei Typen III und IV) und über gezielte enzymatische Analysen. Eine Knochenmarktransplantation bzw. Enzymersatztherapie ist von gesichertem Nutzen bei präsymptomatischen Patienten mit MPS I und anekdotischem Nutzen bei wenigen Patienten mit MPS II und VI. Die Behandlung bei anderen MPS ist symptomatisch.

Pathologische Glykosaminoglykane bei verschiedenen MPS

	Normal	*Mucopolysaccharidose*							*Typisches klinisches Korrelat bzw. betroffene Organsysteme*
		I	*II*	*III*	*IV*	*VI*	*VII*	*IX*	
Dermatansulfat		++	++			++	+		Skelett und innere Organe
Heparansulfat		+	+	+			n–+		mentale Retardierung
Keratansulfat					+				Skelett
Chondroitinsulfat	+				(+)		+	++	

MPS Typ I (Hurler, Scheie)

Enzym: α-L-Iduronidase (allelische Mutationen)
Klinik: • *Hurler:* schwerer Verlauf ab 1. Lj., Hydrozephalus, letal innerhalb von
10–20 Jahren
• *Scheie:* milder Verlauf (normale Größe und Intelligenz), Symptome in
Adoleszenz und Erwachsenenalter: feste Haut, steife Gelenke, leichte
Skelettdeformitäten
• *intermediäre Verläufe*
Diagnose: ↑ GAG (Urin); GAG-Elektrophorese; Enzymatik (Leukozyten, Fibroblasten)
Therapie: Enzymersatztherapie bei nicht zerebraler Manifestation

MPS Typ II (Hunter)

Enzym: Iduronat-2-Sulfatase (X-chromosomal)
Klinik: wie M. Hurler, keine Hornhauttrübung
milde Variante = Typ B
Diagnose: ↑ GAG (Urin); GAG-Elektrophorese; Enzymatik (Leukozyten, Fibroblasten)
Therapie: Enzymersatztherapie (fraglich; Studie)

MPS Typ III (Sanfilippo)

Enzym: vier verschiedene Enzyme des Abbaus von Heparansulfat ($\rightarrow$ Typen A–D)
Klinik: schwere Enzephalopathie bei relativ geringer Organbeteiligung:
            normale Größe, geringere Skelettdeformitäten; progrediente psycho-
            motorische Retardierung (verzögertes Sprechen), aggressives und extrem
            hyperkinetisches Verhalten $\rightarrow$ Tetraspastik;
            im Kleinkindalter wichtige Differenzialdiagnose einer relativ unspezifischen
            mentalen Retardierung
Manif.:   ab 3.–4. Lj. $\rightarrow$ Tetraspastik ab 10.–30. Lj.
Diagnose: ($\uparrow$) GAG (Urin); GAG-Elektrophorese;
            Enzymatik (Leukozyten, Fibroblasten)

MPS Typ IV (Morquio)

Enzym: zwei verschiedene Enzyme des Abbaus von Keratansulfat ($\rightarrow$ Typen A + B)
Klinik: normale Intelligenz, Kleinwuchs, schwere Skelettdeformitäten
Diagnose: n–$\uparrow$ GAG (Urin); GAG-Elektrophorese;
            Enzymatik (Leukozyten, Fibroblasten)

MPS Typ VI (Maroteaux-Lamy)

Enzym: N-Acetylgalactosamin-4-Sulfatase (Arylsulfatase B)
Klinik: normale Intelligenz, Skelettdeformitäten wie bei M. Hurler
Manif.:   ab 2 Jahren; Makrozephalie oft schon bei Geburt
Diagnose: n–$\uparrow$ GAG (Urin); GAG-Elektrophorese;
            Enzymatik (Leukozyten, Fibroblasten)
Therapie: Enzymersatztherapie (fraglich; Studie)

MPS Typ VII (Sly)

Enzym: β-Glucuronidase
Klinik: meist wie M. Hurler, Dysostosis multiplex, Hepatosplenomegalie, breites
            Spektrum (Hydrops fetalis $\leftrightarrow$ fast normal)
Diagnose: $\uparrow$ GAG (Urin); GAG-Elektrophorese; Enzymatik (Leukozyten, Fibroblasten)

MPS Typ IX (Natowicz)

Enzym: Hyaluronidase
Klinik: ein Patient mit Kleinwuchs und multiplen periartikulären Weichteil-
            schwellungen
Diagnose: $\uparrow$ GAG (Urin); GAG-Elektrophorese; Enzymatik (Leukozyten, Fibroblasten)

Oligosaccharidosen

Die Oligosaccharidosen ähneln klinisch den Mucopolysaccharidosen, sind aber insgesamt seltener. Neben typischen, z.t. milden *Skelettdeformitäten* und *Veränderungen der Gesichtszüge* findet sich durchgehend eine *psychomotorische Retardierung,* häufig mit progredienten neurologischen Auffälligkeiten und *Epilepsie.* Hepatomegalie, Taubheit und Hornhauttrübungen können fehlen; bei manchen Oligosaccharidosen (vor allem Sialidosen) findet sich ein *kirschroter Makulafleck.* Häufiger als die Mucopolysaccharidosen sind die Oligosaccharidosen schon bei Geburt bzw. im ersten Lj. symptomatisch (Hydrops fetalis, Kardiomegalie) und führen oft innerhalb weniger Jahre (oder früher) zum Tod. Der Schweregrad kann (abhängig von den zu Grunde liegenden Mutationen) stark variieren. Ein gestörter Abbau der Oligosaccharide findet sich auch bei den GM_1- und GM_2-Gangliosidosen und der Galactosialidose.

Fucosidose

Enzym: α-Fucosidase
Klinik: progrediente psychomotorische Retardierung, milde bis schwere
             Hepatosplenomegalie
Diagnose: Oligosaccharide (Urin); Enzymatik (Leukozyten, Fibroblasten)

α-Mannosidose

Enzym: α-Mannosidase
Klinik: progrediente psychomotorische Retardierung; Taubheit, Linsen- und
             Hornhauttrübung, Hydrozephalus, progrediente Ataxie, Dysostosis
             multiplex, Hernien, Hepatomegalie; häufige bakterielle Infektionen
Prognose: *Typ I:* rasch progredient, letal im ersten Lebensjahrzehnt
             Typ II: Manifestation der Retardierung von Kindheit bis Adoleszenz
Diagnose: Oligosaccharide (Urin); Enzymatik (Leukozyten, Fibroblasten)

β-Mannosidose

Enzym: β-Mannosidase
Klinik: mentale Retardierung, periphere Neuropathie, Angiokeratome
Prognose: relativ benigner Verlauf
Diagnose: Oligosaccharide (Urin); Enzymatik (Leukozyten, Fibroblasten)

Aspartylglucosaminurie

Enzym: Aspartylglucosaminase
Klinik: verzögerte Sprachentwicklung, Verhaltensauffälligkeiten, mentale
             Retardierung, milde Hepatosplenomegalie
Diagnose: Oligosaccharide (Urin); Enzymatik (Leukozyten, Fibroblasten)

M. Schindler

Enzym: α-N-Acetylgalactosaminidase (= α-Galactosidase B)
Klinik: psychomotorische Retardierung, Neurodegeneration, Myoklonusepilepsie
Diagnose: Oligosaccharide (Urin); Enzymatik (Leukozyten, Fibroblasten)

Sialidose

Die Sialidose wird oft als Mucolipidose Typ I klassifiziert, ist jedoch letztlich eine Oligosaccharidose. Zusammen mit β-Galactosidase-Mangel: Galactosialidose (S. 119).

Enzym: Sialidase (α-Neuraminidase)
Klinik: *Typ I:* ↓ Sehkraft, Myoklonusepilepsie, auffälliges Gangbild; Makulafleck
            Typ II: variabler; Dysostosis multiplex
Diagnose: Oligosaccharide (Urin); Enzymatik (Fibroblasten)

Sphingolipidosen

Sphingolipide (s. auch S. 111) kommen ubiquitär vor, sind aber besonders als Bestandteile des Nervengewebes von Bedeutung. Sphingolipidosen manifestieren sich dementsprechend oft primär im zentralen und peripheren Nervensystem, daneben werden Sphingolipide nicht selten in Zellen des retikuloendothelialen Systems und anderen Organen gespeichert. Klinisch im Vordergrund stehen meist eine *progrediente psychomotorische Retardierung, neurologische Auffälligkeiten, Epilepsie,* Ataxie und/oder Spastik. Eine *Hepatosplenomegalie* ist nicht selten, Dysmorphien und Skelettdeformitäten liegen meist nicht vor (Ausnahme: GM_1-Gangliosidose). Bei einigen Formen finden sich ein kirschroter Makulafleck, Schaumzellen im Knochenmark oder evtl. Lymphozytenvakuolen. Neurologische und neuroradiologische Befunde sind nicht immer richtungsweisend; einige Sphingolipidosen lassen sich über die Analyse der Oligosaccharide im Urin diagnostizieren. Klinisch hervorzuheben als *lysosomale Leukodystrophien* sind die metachromatische Leukodystrophie und der M. Krabbe.

GM_1-Gangliosidose

Enzym: β-Galactosidase
Klinik: • *Typ I:* frühe Hypotonie, Entwicklungsverzögerung, Hepatosplenomegalie
            • *Typ II:* Ataxie
            • *Typ III:* variabel; Dystonie, normale Intelligenz bis mentale Retardierung;
              kirschroter Makulafleck (50 %, erst im Krankheitsverlauf)
Manif.:   neonatale Manifestation: im Säuglingsalter rasch letal; bei später manifesten
            Formen variabler Verlauf mit primär neurodegenerativer Symptomatik und
            Makulafleck oder im Vordergrund stehender Dysostose;
            juvenile und adulte Formen ohne Skelettsymptome
Diagnose: Lymphozytenvakuolen (nicht obligat); Oligosaccharide (Urin);
            Enzymatik (Leukozyten, Fibroblasten)

GM_2-Gangliosidose (Tay-Sachs, Sandhoff)

Enzym: β-Hexosaminidasen A und B
Klinik: Makrozephalie, Neurodegeneration, Entwicklungsrückschritte,
            spastische Schreckreaktion → Tetraspastik, Dezerebration; kirschroter
            Makulafleck (infantile Formen); z.T. Retinopathie (juvenile Formen);
            M. Sandhoff z.T. auch mit Hepatosplenomegalie
Manif.:   infantil, letal in 2–4 Jahren; auch juvenile und adulte Verläufe
Diagnose: Lymphozytenvakuolen (bei M. Sandhoff, nicht obligat);
            Oligosaccharide (Urin); Enzymatik (Leukozyten, Fibroblasten)

Galactosialidose

Enzym: kombinierter Mangel von β-Galactosidase und Sialidase durch defektes lysosomales Stabilisatorprotein

Klinik: Dysostosis multiplex, Hepatosplenomegalie, Herzbeteiligung, somatische und psychomotorische Retardierung, Taubheit, Myoklonusepilepsie, Ataxie; kirschroter Makulafleck, z.T. Retinopathie, Hornhauttrübung (protrahierte Verläufe), Angiokeratome (juvenile und adulte Verläufe)

Manif.: schwere Formen: Hydrops fetalis, früh letal; auch frühkindliche – juvenile – adulte Verläufe

Diagnose: Lymphozytenvakuolen; Oligosaccharide (Urin); Enzymatik (Leukozyten, Fibroblasten)

Metachromatische Leukodystrophie (MLD)

Enzym: Sulfatidase = Arylsulfatase A

Klinik: *lysosomale Leukodystrophie:* Spitzfüße, Neuropathie, psychomotorische Rückschritte (Verlernen des Laufens) → Tetraspastik
häufig ↑ Liquorprotein; ↓ Nervenleitgeschwindigkeit

Manif.: 1.–2. Lj., letal in 3–6 Jahren; juvenile (ab 6–8 Jahren) und adulte Formen

Biochemie: zentrale und periphere Demyelinisierung

Diagnose: Enzymatik (DD Pseudodefizienz [↓ Enzymmenge]); ↑ Sulfatide (Urin)

Varianten: • *multipler Sulfatasemangel:* s.S. 120
• *Sulfatidaktivator-(Saposin-)Mangel:* spezielle biochemische Diagnostik, ↑ Sulfatide (Urin); Enzymatik (Leukozyten, Fibroblasten), ggf. Nervenbiopsie

M. Niemann-Pick Typ I (= Typ A und B)

Enzym: Sphingomyelinase

Klinik: • *Typ A:* Trinkschwäche, Dystrophie, Lungeninfiltrate, Hepatosplenomegalie, → neurologischer Abbau, Taubheit, Blindheit; Makulafleck (50 %)
• *Typ B:* milderer Verlauf

Manif.: akute Formen: Beginn in den ersten Lebensmonaten, Tod innerhalb 2 Jahre

Diagnose: Schaumzellen „Niemann-Pick-Zellen" im Knochenmark; Enzymatik in Fibroblasten (Leukozyten weniger zuverlässig)

M. Gaucher

Enzym: Glucocerebrosidase

Klinik: • *Typ I:* Hepatosplenomegalie, Anämie, Blutungsneigung, abdominale Schmerzen, Knochen: Osteopenie, Schmerzen, Deformität; keine ZNS-Beteiligung; Manifestation Säuglings- bis Erwachsenenalter
• *Typ II:* mit ZNS-Beteiligung: Augenmuskelparesen, Spastik → ZNS-Abbau, Hepatosplenomegalie; rapide progredient im Säuglingsalter
• *Typ III:* mildere Formen mit ZNS-Beteiligung, oft Hepatosplenomegalie

Diagnose: ↑ saure Phosphatase; „Gaucher-Zellen" im Knochenmark; Enzymatik (Leukozyten, Fibroblasten); Chiotriosidase (auch für Verlaufskontrollen)

Therapie: Enzymersatztherapie (viszerale Formen); Splenektomie bei mechanischen Problemen

M. Fabry

Enzym:	Ceramidtrihexosidase = α-Galactosidase A (X-chromosomal)
Klinik:	Schmerzen und Parästhesien in den Extremitäten, Angiokeratome, Angiektasien, Hypohidrose, hypertrophe Kardiomyopathie, Nierenversagen, Schlaganfall; normale Intelligenz!
Manif.:	Adoleszenz bis Erwachsenenalter (Symptome ggf. auch bei heterozygoten Frauen)
Diagnose:	Enzymatik (Plasma, Serum, Leukozyten oder Fibroblasten); bei heterozygoten Frauen oft falsch negative Befunde
Therapie:	Enzymersatztherapie

M. Krabbe (Globoidzell-Leukodystrophie)

Enzym:	β-Galactocerebrosidase
Klinik:	*lysosomale Leukodystrophie:* Erkrankung des zentralen und peripheren Nervensystems; Irritabilität, zunehmende Spastik → Blindheit, Taubheit, Neuropathie, Dezerebration; ↓ Nervenleitgeschwindigkeit
Manif.:	Säuglingsalter, letal in 1–2 Jahren (10 % juvenile Verläufe)
Diagnose:	↑ Liquorprotein (nicht bei Spätformen); Enzymatik (Leukozyten, Fibroblasten)

M. Farber (Lipogranulomatose, Ceramidose)

Enzym:	Ceramidase
Klinik:	Heiserkeit, Hautknötchen, schmerzhafte Gelenkkontrakturen, Hornhauttrübung, Neurodegeneration
Manif.:	Säuglingsalter, letal in 1–4 Jahren; auch juvenile Formen
Biochemie:	ubiquitäre Ceramidspeicherung
Diagnose:	Biopsie (Hautknötchen): Ultrastruktur; Enzymatik (Fibroblasten)

Multipler Sulfatasemangel (Mucosulfatidose)

Protein:	Sulfatase-modifizierender Faktor 1 = C-Alpha-Formylglycin-generierendes Enzym
Klinik:	kombinierte Befunde einer Mucopolysaccharidose (MPS II, III, IV und VI), metachromatischen Leukodystrophie und Ichthyose (durch Steroid-Sulfatase-Mangel); prominente Proptose
Manif.:	Säuglingsalter, letal in 1–4 Jahren
Biochemie:	↑ GAG (Urin); GAG-Elektrophorese
Diagnose:	Enzymatik (Leukozyten, Fibroblasten); Defizienzen zahlreicher Sulfatasen, darunter Iduronat-Sulfatase, Heparan-Sulfatase, Arylsulfatasen A und B sowie Steroid-Sulfatase

Mucolipidosen

Mucolipidosen (ML) vereinigen Merkmale der Mucopolysaccharidosen und Sphingo-lipidosen; bei den klassischen Typen (II/III) findet sich ein Mangel mehrerer lysosomaler Enzyme. Als *Mucolipidose Typ I* wurde die Sialidose (s.S. 118) bezeichnet.

Mucolipidosen II (I-Zell-Krankheit) und III (Pseudo-Hurler-Dystrophie)

Enzym: N-Acetylglucosaminyl-Phosphotransferase (posttranslationale Modifikation
            der lysosomalen Enzyme im Golgi-Apparat für den lysosomalen Import)
Klinik: • ML II: wie M. Hurler mit besonders frühem Beginn und schwerem
              Verlauf
            • ML III ist milder
Diagnose: Enzymatik (Serum, Plasma, Fibroblasten)

Mucolipidose IV

Enzym: Mucolipidin 1 (Calciumkanalprotein, wahrscheinlich wichtig für
            Endozytose)
Klinik: progrediente psychomotorische Retardierung, Trübung der Kornea
Diagnose: Gastrin bei fast allen untersuchten Patienten erhöht (evtl. nützlicher
            Screening-Test); ubiquitäre vakuoläre und avakuoläre Speicherung von
            Gangliosiden und lipopigmentähnlichen Körperchen; Mutationsanalyse

Lipidspeicherkrankheiten

Die Lipidspeicherkrankheiten unterscheiden sich klinisch nicht grundlegend von den Sphingolipidosen, sind jedoch durch eine Speicherung von Lipiden charakterisiert. Zu dieser Gruppe gehören auch die neuronalen Ceroidlipofuscinosen (s.S. 123).

M. Niemann-Pick Typ II (= Typ C und D)

Biochemie: gestörter intrazellulärer Cholesteroltransport, sekundär Sphingomyelin-
            speicherung
Klinik: wie Typ A (s.S. 119), zusätzlich z.T. Hepatopathie, Splenomegalie, Icterus
            gravis neonatorum, Ataxie, Dystonie, vertikale Blicklähmung, Kataplexie;
            kirschroter Makulafleck (50 %)
Manif.:   akute Formen: Beginn erste Lebensmonate, Tod innerhalb 2 Jahren;
            auch milde Verläufe
Diagnose: „Niemann-Pick-Zellen" im Knochenmark, jedoch n–($\downarrow$)
            Sphingomyelinaseaktivität; Cholesterolanalysen (Fibroblasten)

M. Wolman

Enzym: saure Lipase (spaltet u.a. Cholesterolester aus LDL, s.s. 131)
Biochemie: lysosomale Speicherung von Cholesterolestern und Triglyceriden
Klinik: Durchfall, Erbrechen, Fettstühle, Gedeihstörung, geblähtes Abdomen,
               Hepatosplenomegalie, später Anämie, psychomotorische Retardierung;
               typische Vergrößerung und Verkalkung der Nebennieren;
Manif.:   erste Lebenswochen, meist letal im Säuglingsalter
Varianten: milde Enzymdefekte mit schwerer Atherosklerose beim Erwachsenen
Diagnose: ↑ Cholesterol; Enzymatik (Leukozyten)
Therapie: HMG-CoA-Reduktase-Hemmer bei Atherosklerose

Lysosomale Transportdefekte

Diese Krankheitsgruppe ist pathophysiologisch durch einen gestörten Transport verschiedener Substanzen über die Lysosomenmembran gekennzeichnet und umfasst auch den cblF-Defekt im Cobalaminstoffwechsel (gestörte Freisetzung von Vitamin B_{12} aus den Lysosomen, s.s. 78).

Cystinose

Klinik: • *infantil:* Nephropathie (Tubulopathie mit Elektrolytentgleisung → Nieren-
              versagen); endokrine Störungen, Kleinwuchs; z.t. Hepatosplenomegalie,
              Myopathie; Hornhautkristalle (Photophobie); später progrediente ZNS-
              Symptomatik (Erwachsenen)
        • *juvenil:* Nephropathie
        • *adult:* benigne; Hornhautkristalle
Diagnose: Cystingehalt der Leukozyten
Therapie: symptomatisch (Fanconi-Syndrom), Cysteamin (10–)50 mg/kg/Tag,
              Cysteamin-Augentropfen
Prognose: gutes Ansprechen auf frühe Behandlung, jedoch Spätkomplikationen häufig

Sialinsäurespeicherkrankheit (M. Salla)

Klinik: Hypotonie, Ataxie, psychomotorische Retardierung, Wachstumsretardierung,
              Spastik, Epilepsie
Manif.:   • *M. Salla:* Beginn im Säuglingsalter, relativ langer Verlauf, in Finnland
          relativ häufig
        • *infantile Sialinsäurespeicherkrankheit* (ISSD): im Säuglingsalter letal
Diagnose: freie Sialinsäure (N-Acetylneuraminsäure) im Urin (Dünnschicht-
              chromatographie oder spezifische Analytik)

Neuronale Ceroidlipofuscinosen

Die Ceroidlipofuscinosen zählen zu den häufigsten neurometabolischen Erkrankungen, können jedoch schwer zu diagnostizieren sein.

Klinik: Verhaltensänderungen, Koordinationsstörungen, Sprachschwierigkeiten, schleichender Verlust erworbener Fähigkeiten, (Myoklonus-)Epilepsie, progrediente Erblindung (Retinopathie, Optikusatrophie), Nystagmus, extrapyramidale Symptome → Dezerebration

Biochemie: Speicherung von autofluoreszierenden Lipidpigmenten oder Ceroid; Akkumulation der Sphingolipidaktivatorproteine A und C (infantile Formen) bzw. der Untereinheit C der mitochondrialen ATP-Synthase (andere Formen)

Diagnose: (Elektronen-)Mikroskopie (Hautbiopsie, Lymphozyten): typische Speichermuster; vakuolisierte Lymphozyten bei der juvenilen Form (M. Batten) oft bereits lichtmikroskopisch nachweisbar, für andere Formen z.T. Elektronenmikroskopie notwendig; Enzymatik z.T. möglich.

Infantile Form (M. Santavuori-Haltia, CLN1)

Enzym: Palmitoylprotein-Thioesterase

Klinik: Beginn im Säuglingsalter mit Regression, Sehverlust, Epilepsie und Mikrozephalie; rasch progredient, letal im ersten Lebensjahrzehnt

Population: Finnland

Diagnose: Vakuolen in Lymphozyten oder Hautbiopsie (elektronen-)mikroskopisch nachweisbar; Enzymatik (Leukozyten, Fibroblasten)

Spätinfantile Form (CLN2, CLN5, CLN6, CLN7)

Protein: Pepstatin-insensitive Peptidase (CLN2, M. Jansky-Bielschowsky); unbekannte Membranproteine (CLN5, CLN6, CLN7)

Klinik: Beginn mit 2–4 Jahren: Krampfanfälle, progrediente Ataxie, Regression, Retinitis pigmentosa; letal in Schulalter bzw. Adoleszenz

Population: Finnland (CLN5), Roma/Mittelmeerraum (CLN6), Türkei (CLN 7)

Diagnose: Vakuolen in Lymphozyten oder Hautbiopsie (elektronen-)mikroskopisch nachweisbar; Enzymatik (CLN2: Leukozyten, Fibroblasten)

Juvenile Form (M. Batten, M. Vogt-Spielmeyer, CLN3)

Protein: unbekanntes Membranprotein

Klinik: Beginn im Vorschulalter oder später mit Retinitis pigmentosa, dann langsame Regression, Epilepsie, Verhaltensauffälligkeiten, Halluzinationen, Schlafstörungen, parkinsonoider Rigor

Adulte Form (M. Kufs, CLN4)

Protein: wahrscheinlich heterogen

Klinik: Regression, (Myoklonus-)Epilepsie, Ataxie, pyramidale und/oder extrapyramidale Symptome; breite Variabilität von Manifestationsalter und klinischen Merkmalen

Diagnose: charakteristische Vakuolen in Biopsiematerial

Peroxisomaler Stoffwechsel

Biochemie

Wichtige peroxisomale Funktionen sind die β-Oxidation von überlangkettigen FS und verwandten Substraten, die α-Oxidation von 3-Methylfettsäuren (z.b. Phytansäure) und die Biosynthese von Etherlipiden (speziellen Phospholipiden vor allem in ZNS, Herz und Skelettmuskulatur, z.b. Plasmalogene), Isoprenoiden, Cholesterol und Gallensäuren. Viele sauerstoffabhängige Reaktionen laufen (zum Schutz der Zelle gegen Sauerstoffradikale) in den Peroxisomen ab; das entstehende H_2O_2 wird mittels Katalase abgebaut. Verschiedene *Peroxine* (von *PEX*-Genen kodiert) sind für die Peroxisomenbildung und den Membrantransfer notwendig. Für den peroxisomalen Import enthalten Proteine eines von mindestens zwei Zielsignalen (PTS1 und 2).

Klinische Merkmale

- neurologische Störungen: Enzephalopathie, Hypotonie, Epilepsie, Taubheit usw.
- Skelettanomalien: speziell proximal kurze Extremitäten, epiphysäre Verkalkungen
- Augenanomalien: Retinopathie, Katarakt, Blindheit usw.
- Dysmorphien: kraniofaziale Auffälligkeiten (schwere Formen)
- hepatointestinale Dysfunktion: neonatale Hepatitis, Hepatomegalie, Cholestase, Zirrhose usw. (schwere Formen)

Untersuchungen

- Routine: n–↓ Cholesterol, n–↑ Bilirubin, pathologische Leberwerte
- überlangkettige FS (= VLCFA) (Serum): ↑ C_{26} usw. – Zeichen einer gestörten peroxisomalen β-Oxidation, bei der Mehrheit der peroxisomalen Erkrankungen
- Plasmalogene (Erythrozyten): ↓ bei Erkrankungen mit gestörter Etherlipidsynthese
- Phytansäure (Serum): ↑ bei Störungen der Peroxisomenbildung und M. Refsum (entsteht mittels Phytanoyl-CoA-Hydroxylase aus exogener Pristansäure, daher beim Neugeborenen immer niedrig = „normal")
- Pristansäure (Serum): ↑ bei Erkrankungen mit gestörter peroxisomaler β-Oxidation; eine isolierte Erhöhung findet sich beim α-Methylacyl-CoA-Racemase-Mangel
- Gallensäurenintermediate (Serum, Urin): ↑ Zwischenprodukte; s. auch S. 130
- Enzymatik, Molekulargenetik

	VLCFA	Plasma-logene	Phytan-säure	Pristan-säure	Gallen-säuren
Störungen der Peroxisomenbildung und peroxisomalen β-Oxidation	↑	↓–n	↑–n	↑–n	↑–n
Rhizomele Chondrodysplasia punctata	n	↓	n–↑	↓–n	n
X-chromosomale Adrenoleukodys-trophie	↑	n	n	n	n
M. Refsum	n	n	↑	↓	n
α-Methylacyl-CoA-Racemase-Mangel	n	n	(↑)	↑	↑

Störungen der Peroxisomenbildung

Klinik: *Neonatalperiode:* schwere Hypotonie, Areaktivität, Epilepsie, okuläre
Anomalien (z.B. Katarakt), Hepatopathie (z.B. Icterus gravis, Cholestase,
konjugierte Hyperbilirubinämie), dysmorphe Fazies, Skelettanomalien,
Gedeihstörung
Säuglingsalter: Retinopathie → Blindheit, Innenohrtaubheit, Hepatopathie
(Ikterus, Hepatomegalie, Pfortaderhochdruck), Gedeihstörung, gastro-
intestinale Störungen, Dysmorphien
Kleinkindalter: Gedeihstörung, Osteoporose, progrediente psychomotorische
Retardierung, neurologische Störungen, Blindheit, Taubheit, Dysmorphien

Varianten: • *Zellweger-Syndrom*: schwere Verlaufsform, letal innerhalb weniger
Monate
• *neonatale Adrenoleukodystrophie:* etwas langsamer Verlauf
• *infantiler M. Refsum*: milde Variante, Manifestation im Klein- oder
Schulkindalter

Diagnose: Defizienzen zahlreicher (oder aller) peroxisomaler Enzyme
Therapie: symptomatisch

Störungen der peroxisomalen β-Oxidation

Klinik: wie die peroxisomalen Biogenesestörungen („Pseudo-Zellweger-Syndrom",
„pseudoneonatale Adrenoleukodystrophie")
Enzyme: Acyl-CoA-Oxidase, bifunktionales Protein
Diagnose: ↑ VLCFA; (↑) spezifische Gallensäuren; normale Plasmalogene

Rhizomele Chondrodysplasia punctata

Klinik: proximale Verkürzung der Extremitäten, faziale Dysmorphie, Kleinwuchs,
Mikrozephalie, Kontrakturen, Spastik, mentale Retardierung, Katarakt,
Ichtyhyose
Biochemie: partieller Defekt des peroxisomalen Imports bestimmter Proteine (peroxiso-
males Zielsignal PTS2) bzw. Mangel einzelner Enzyme der Plasmalogen-
biosynthese (Dihydroxyacetonphosphat-Acyltransferase, Alkyldihydroxy-
acetonphosphat-Synthase – über PTS2 importiert)
Diagnose: ↓ Plasmalogen, ↑ Phytansäure, ↓ Pristansäure (normal bei Einzelenzym-
defekten); Röntgen: epiphysäre punktförmige Verkalkungen
Therapie: in Einzelfällen Besserung durch phytansäurearme Diät

X-chromosomale Adrenoleukodystrophie

Klinik: • *Jungen* (Alter meist 4–10 Jahre): Verhaltensstörungen, mentaler Abbau,
NNR-Insuffizienz, Leukodystrophie → Dezerebration innerhalb 2–4 Jahre
• *junge Männer, heterozygote Frauen:* Adrenomyeloneuropathie (= AMN)
mit spastischer Paraparese (Beine), Sphinkterstörungen, Impotenz,
gemischt demyelinisierender und axonaler peripherer Neuropathie, NNR-
Insuffizienz
• *M. Addison* (kann die einzige Manifestation sein)
Biochemie: defizientes ALD-Protein (ATP-bindender Membrantransporter für
Lignoceroyl-CoA-Synthetase) → gestörte β-Oxidation überlangkettiger FS
Diagnose: ↑ VLCFA (Serum)
Therapie: frühe Knochenmarktransplantation; „Lorenzos Öl" (Glyceryltrioleat und
-trierucat 4 : 1) verbessert nicht die langfristige Prognose;
Docosahexaensäure (= DHA) kann von Nutzen sein.

M. Refsum

Klinik: Retinitis pigmentosa, Polyneuropathie, zerebelläre Ataxie; Taubheit,
            Anosmie, Ichthyosis, Herzinsuffizienz, Skelettdysplasie; normale Intelligenz
Manif.:   ab Schulalter
Biochemie: Phytanoyl-CoA-Hydroxylase-Mangel (über PTS2 importiert, s. oben)
Diagnose: ↑ Phytansäure, ↓ Pristansäure; ↑ Liquorprotein
Therapie: Diät (phytansäurearm); Plasmapherese

α-Methylacyl-CoA-Racemase-Mangel

Klinik: Durchfall, Hepatopathie, Retinitis pigmentosa, Polyneuropathie, Epilepsie
Manif.:   junge Erwachsene
Diagnose: ↑ spezifische Gallensäuren (Galle, Serum, Urin), ↑ Pristansäure,
            (↑) Phytansäure
Therapie: Substitution von Gallensäuren

Weitere peroxisomale Enzymdefekte

*   Akatalasämie (Katalasemangel) → chronische Mundulzera
*   primäre Hyperoxalurie Typ I → Nierensteine, Nephrokalzinose

Differenzialdiagnose der Chondrodysplasia punctata (CDP)

Klinik: Kleinwuchs (meist bereits pränatal), (asymmetrische) rhizomele Verkürzung
            der Extremitäten, Ichthyose, Atrophodermie, Katarakt, psychomotorische
            Retardierung
Histologie: irreguläre punktförmige Verkalkungen des dystrophen epiphysealen
            Knorpels

Erbgang	Typ	Klinik	Enzym bzw. Protein
Autosomal rezessiv	rhizomele CDP	schwer	peroxisomales Zielsignal 2 (PTS2); einzelne Enzyme der Plasmalogen-biosynthese
X-chromosomal dominant	Conradi-Hünermann		Sterol-Δ^8-Isomerase usw., s.S. 128
X-chromosomal rezessiv	Conradi-Hünermann		Arylsulfatase E
Autosomal dominant		variabel	unbekannt, wenige aktuelle Berichte

Sterolstoffwechsel

Störungen der Sterolsynthese

Sterolsynthesestörungen manifestieren sich klinisch meist als konnatale *Multisystem-erkrankungen mit fazialen Dysmorphien und variablen Skelettdysplasien;* sie sollten auch bei ungeklärten Aborten mit fetaler Dysmorphie in Betracht gezogen werden. Die biochemische Diagnose ist nicht immer einfach: Serum-Cholesterol ist meist normal (beim Smith-Lemli-Opitz-Syndrom [SLOS] gelegentlich erniedrigt), und auch die spezifische Sterolanalytik kann normale Ergebnisse zeigen. In diesen Fällen können molekulargenetische und funktionelle Analysen (Fibroblastenkultur in cholesterolfreiem Medium) hilfreich sein. Eine postnatale klinische Dynamik findet sich speziell beim Mevalonat-Kinase-Mangel und beim SLOS. Eine Behandlung mit Cholesterol ist (außer z.B. bei Patienten mit Hypocholesterolämie bzw. SLOS) selten indiziert.

Biochemie

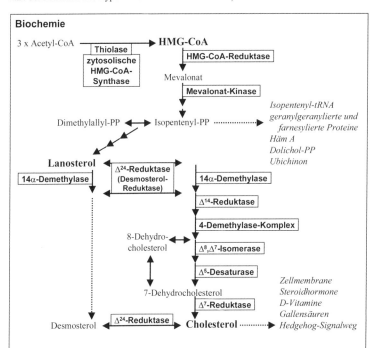

Der erste Schritt der Cholesterolbiosynthese ist die zytosolische Kondensation von 3 Acetyl-CoA zu 3-Hydroxy-3-methylglutaryl-(HMG-)CoA, welches über Mevalon-säure zu aktivierten Isoprenoiden umgewandelt wird. Der weitere Biosyntheseweg führt zu Lanosterol, dem ersten Sterol und Vorläufer von Cholesterol.

Mevalonacidurie, Hyper-IgD-Syndrom

Klinik: *Mevalonacidurie:* Dysmorphie, Dystrophie, progrediente Ataxie durch
            Kleinhirnatrophie, psychomotorische Retardierung; rezidivierende Krisen
            mit Fieber, Ausschlag, Lymphadenopathie, Hepatosplenomegalie
            Hyper-IgD-Syndrom: rezidivierende Fieberschübe
Enzym: Mevalonat-Kinase
Biochemie: Störung der Biosynthese von Cholesterol und Isoprenen
Diagnose: OS (Urin): ↑ Mevalonsäure, Mevalonolacton (meist > 500 mmol/mol
            Kreatinin bei Mevalonacidurie, < 100 mmol/mol Kreatinin beim Hyper-IgD-
            Syndrom); ↑ Leukotriene, Prostanoide (Urin); Serum: ↑ CK, IgD,
            Transaminasen, n–↓ Cholesterol, Gallensäuren, Ubichinon
Therapie: intermittierend Steroide oder Leukotrienrezeptorblocker während akuter
            Schübe; Substitution von Ubichinon, Vitamine E und C

Desmosterolose

Klinik: faziale Dysmorphie, Gaumenspalte, multiple Malformationen, intersexuelles
            Genitale, kurze Extremitäten, Osteosklerose, psychomotorische Retardierung
Enzym: 3β-Hydroxysterol-Δ^{24}-Reduktase (Desmosterol-Reduktase)
Biochemie: Störung der Cholesterolbiosynthese, normale Synthese der Isoprenoide
Diagnose: Sterole (Plasma, Fibroblastenkultur): ↑ Desmosterol

Antley-Bixler-Syndrom (Lanosterolose)

Klinik: Fehlbildungssyndrom: Extremitätenanomalien, kraniofaziale Dysmorphie,
            z.T. intersexuelles Genitale
Protein: POR (Flavoprotein, Elektronendonator für alle Cytochrom-P_{450}-
            Oxidoreduktasen, z.B. 3β-Hydroxysterol-14α-Demethylase (CYP51A1)
Diagnose: Sterole (Plasma, Fibroblastenkultur): ↑ Lanosterol, Dihydrolanosterol

Greenberg-Dysplasie, Pelger-Huët-Anomalie

Klinik: • *Greenberg-Dysplasie:* schwere Chondrodysplasia punctata, nicht
              immunologischer Hydrops fetalis, pränatal letal
            • *Pelger-Huët-Anomalie:* psychomotorische Retardierung, Epilepsie
              (heterozygote Mutationen), zusätzlich Skelettanomalien bei Homozygotie
              für spezifische Mutationen
Enzym: 3β-Hydroxysterol-Δ^{14}-Reduktase (Lamin-B-Rezeptor; *LBR*-Gen)
Diagnose: • *Greenberg-Dysplasie:* Sterole (Plasma, Fibroblastenkultur): ↑ Cholesta-
              8,14-dien-3β-ol
            • *Pelger-Huët-Anomalie:* abnorm geformte Granulozyten (Blutbild)

CHILD-Syndrom (X-chromosomal dominant)

Klinik: unilaterale ichthyotische Hautläsionen mit scharfer Abgrenzung an der
            Mittellinie des Stammes; Epiphysenverkalkungen auf der betroffenen Seite,
            Extremitätenfehlbildungen; männlich letal
Enzym: 3β-Hydroxysterol-4-Demethylase-Komplex
Diagnose: Sterole (Plasma, Fibroblastenkultur): ↑ 4-Methylsterole
Therapie: experimentell: Cholesterol 50–150 mg/kg bei Patienten mit Hypocholesterol-
            ämie oder aktiver Hautsymptomatik

Chondrodysplasia punctata Conradi-Hünermann (X-chromosomal dominant)

Klinik: rhizomeler Minderwuchs mit asymmetrischer proximaler Verkürzung der
            Extremitäten, punktförmige Verkalkungen der Epiphysen, Katarakt,
            Ichthyose, psychomotorische Retardierung; männlich letal
Enzym: 3β-Hydroxysterol-Δ^8,Δ^7-Isomerase)
Diagnose: Sterole (Plasma, Fibroblastenkultur): ↑ 8-Dehydrocholesterol,
            8(9)-Cholestenol
DD: s.S. 126
Therapie: experimentell: Cholesterol 50–150 mg/kg bei Patienten mit Hypocholesterol-
            ämie oder aktiver Hautsymptomatik

Lathosterolose

Klinik: schwere Fehlbildungen, überlappendes Spektrum mit Smith-Lemli-Opitz-
            Syndrom; Lipidspeicherung
Enzym: 3β-Hydroxysterol-Δ^5-Desaturase
Diagnose: Sterole (Plasma, Fibroblastenkultur): ↑ Lathosterol
Therapie: Lipidspeicherung kann durch Cholesterolgabe verschlimmert werden

Smith-Lemli-Opitz-Syndrom

Klinik: *Fehlbildungen:* kraniofaziale Dysmorphien (Mikrozephalie, zeltförmiger
            Mund, antevertierte Nares, Ptosis), Syndaktylie 2. und 3. Zehe (nahezu
            obligat), Fehlbildungen von Niere, Herz, gastrointestinal; Mittellinien-
            fehlbildungen bis zur Holoprosenzephalie; Genitalfehlbildungen bei Jungen;
            (kompensierte) NNR-Insuffizienz, Entgleisung bei Krankheit möglich;
            psychomotorische Retardierung, Verhaltensstörung, Ernährungsprobleme,
            Gedeihstörung;
            variabler Schweregrad von Abort bzw. Totgeburt bis normale
            Lebenserwartung
Enzym: 3β-Hydroxysterol-Δ^7-Reduktase
Biochemie: Störung des letzten Schrittes der Cholesterolbiosynthese
Diagnose: Sterole (Plasma, Fibroblastenkultur): ↑ 7-Dehydrocholesterol (7-DHC) und
            8-Dehydrocholesterol (8-DHC); n–↓ Cholesterol; Mutationsanalyse
Therapie: Cholesterol 50–100 mg/kg, höher bei Säuglingen; Simvastatin 0,5–1 mg/kg
            in 2 Dosen kann bei leicht betroffenen Patienten hilfreich sein. Bei akuten
            Erkrankungen, bei denen eine enterale Cholesterolgabe nicht möglich ist,
            kann gefrorenes Plasma als Notfallquelle von LDL-Cholesterol gegeben
            werden.

Störungen der Synthese von Gallensäuren

Biochemie

Gallensäuren werden in der Leber aus Cholesterol gebildet; der erste Schritt (7α-Hydroxylase) ist geschwindigkeitsbestimmend, zum Teil erfolgt die Synthese über die peroxisomale β-Oxidation. Die beiden wichtigsten Gallensäuren, Cholsäure und Chenodesoxycholsäure, werden zu CoA-Estern aktiviert, mit Glycin oder Taurin zu Gallensalzen konjugiert und mit der Gallenflüssigkeit ausgeschieden. Gallensäuren sind für die enterale Lipidresorption unerlässlich, regulieren die hepatische Cholesterolsynthese (Hemmung der HMG-CoA-Reduktase) und sind für die Bildung der Gallenflüssigkeit wichtig.

Gallensäurensynthesedefekte mit Cholestase und Malabsorption

Klinik:	Icterus gravis et prolongatus, Steatorrhö, therapieresistente Diarrhö, Rachitis, Blutungen, z.T. Hepatosplenomegalie, Pruritus
Enzyme:	• 3β-Hydroxy-Δ^5-C_{27}-Sterol-Dehydrogenase (= PFIC Typ 4, s.S. 155)
	• Δ^4-3-Oxosterol-5β-Reduktase
	• Oxysterol-7α-Hydroxylase
Diagnose:	(n–)↑ konjugiertes Bilirubin, Transaminasen, AP, Prothrombinzeit; normale γ-GT; n–↓ Calcium, n–↓ Cholesterol; ↓ Vitamine E, D, K, A; spezifische Gallensäuren (Galle, Plasma, Urin)
DD:	progrediente familiäre intrahepatische Cholestase (PFIC), S. 155
Therapie:	Substitution von Gallensäuren
Prognose:	gut, abgesehen vom Oxysterol-7α-Hydroxylase-Mangel, bei dem eine Lebertransplantation notwendig sein kann

Cerebrotendinöse Xanthomatose

Klinik:	transiente neonatale Hepatitis; psychomotorische Retardierung, therapieresistente Diarrhö, Katarakt (spezifische Form), später Xanthome (ab 2. Lebensjahrzehnt); Atherosklerose, Osteoporose; progrediente Ataxie → Demenz
Enzym:	Sterol-27-Hydroxylase
Biochemie:	Akkumulation von Cholestanol (und Cholesterol) insbesondere im Nervensystem
Diagnose:	↑ Cholestanol, n–↑ Cholesterol (Plasma); spezifische Gallensäuren (Urin)
Therapie:	Substitution von Gallensäuren; Statine

Proteinglykosylierung

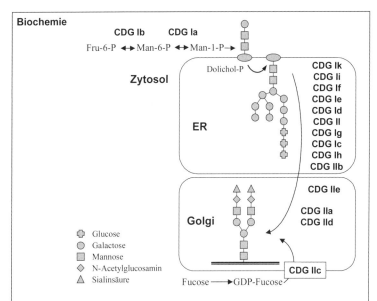

Biochemie

CDG Ib   CDG Ia

Fru-6-P ↔ Man-6-P ↔ Man-1-P→

Dolichol-P

Zytosol

ER

CDG Ik
CDG Ii
CDG If
CDG Ie
CDG Id
CDG Il
CDG Ig
CDG Ic
CDG Ih
CDG IIb

Golgi

CDG IIe

CDG IIa
CDG IId

CDG IIc

Fucose ——→GDP-Fucose

⊕ Glucose
◯ Galactose
▢ Mannose
◇ N-Acetylglucosamin
△ Sialinsäure

Viele Enzyme, Transport- und Membranproteine, Hormone usw. sind erst nach Glykosylierung funktionstüchtig (Glykoproteine). In den Aufbau der Kohlenhydratseitenketten im Zytosol, endoplasmatischen Retikulum (ER) oder Golgi-Apparat sind mehr als 30 verschiedene Enzyme involviert; der Abbau der Glykoproteine erfolgt in den Lysosomen.
Fru = Fructose, Man = Mannose.

Kongenitale Glykosylierungsstörungen (CDG)

Diese Erkrankungsgruppe (früher als „carbohydrate deficient glycoprotein"-[CDG-]Syndrome bezeichnet) ist durch eine *Beeinträchtigung verschiedenster Funktionen* und ein *breites Spektrum von klinischen Symptomen* gekennzeichnet. Die Klassifikation beruht auf pathophysiologischen Erwägungen: CDG Typ I beinhaltet Störungen in der Assemblierung der Dolichol-verbundenen Glykane und des Transfers auf Proteine (hauptsächlich im endoplasmatischen Retikulum), während Typ II Störungen der Prozessierung proteingebundener Glykane (hauptsächlich im Golgi-Apparat) umfasst. Die molekularen Grundlagen sind bei 16 Formen bekannt (CDG-Ia–Il und CDG-IIa–IIe). Der mit Abstand häufigste CDG-Typ ist der Phosphomannomutase-Mangel (Typ Ia).

Diagnose
Der Glykosylierungsstatus wird primär über die *isoelektrische Fokussierung (IEF) von Transferrin* (s.s. 36) untersucht. Auffällige IEF-Muster werden in Typ 1, (verstärkte Disialo- und Asialotransferrinbanden bei reduziertem Tetrasialotransferrin) und Typ 2 (auch die Trisialo- und Monosialotransferrinbanden erhöht) unterteilt, welche auch dem CDG-Typ entsprechen. Sekundäre Glykosylierungsstörungen finden sich bei chronischem Alkoholismus, klassischer Galactosämie oder Fructoseintoleranz (gestörte Synthese von Mannose-6-phosphat).

Therapie
Die Behandlung der meisten CDG-Typen ist symptomatisch. CDG-Ib lässt sich mit Mannosegabe behandeln, Patienten mit CDG-IIc profitieren von einer Fucosegabe.

CDG Typ Ia

Häufigstes CDG, ~ 80 % der bislang gefundenen Patienten. Die Erkrankung kann sich im Säuglingsalter mit schweren Infekten, Leber- oder Herzinsuffizienz, Blutungen oder Thrombosen manifestieren. Ältere Kinder zeigen meist eine nicht progrediente mentale Retardierung und neurologische Symptome. Die Diagnose wird enzymatisch bestätigt (siehe Tabelle), die Behandlung ist symptomatisch.

Allgemein:	variable Dysmorphie, invertierte Mamillen, ungewönliche Fettpolster, Gedeihstörung, Durchfall, Erbrechen, Thromboembolien
Verhalten:	oft extrovertierter, fröhlicher Charakter; Stereotypien
Neurologie:	psychomotorische Retardierung (IQ 40–60), Hypotonie, Taubheit, Epilepsie, Kleinhirnatrophie, Dysmyelinisierung, hämorrhagische Hirninfarkte, Neuropathie, ↓ Nervenleitgeschwindigkeit
Augen:	Strabismus, Retinitis pigmentosa, Katarakt
Herz:	Perikarderguss, Kardiomyopathie, Herzfehler
Leber:	Hepatomegalie, Fibrose, histologisch Einschlusskörperchen
Nieren:	Proteinurie, nephrotisches Syndrom
Skelett:	ab Schulalter Kyphoskoliose, orthopädische Probleme, Kontrakturen (meist rollstuhlpflichtig)
Endokrin:	Hypogonadismus, fehlende Pubertät (Mädchen), Hypoglykämie
Hämostase:	Gerinnungsstörungen, sowohl Blutungen als auch Embolien
Klin. Chemie:	↓ diverse Serumproteine (AT III, Faktor XI, Protein C, Protein S)

▬▬▬▬▬▬▬▬▬▬▬▬▬▬▬▬▬▬▬▬▬▬▬▬▶

Legende zur Tabelle auf der folgenden Seite

Gezeigt sind die wichtigsten klinischen Merkmale, das defiziente Enzym und seine zelluläre Lokalisation, das IEF-Muster (Typ) sowie die für die Enzymatik verwendeten Zellkulturen

Lokal. = Lokalisation: Z = Zytosol; ER = endoplasmatisches Retikulum; G = Golgi-Apparat;

Bestät. = Zellen für die Bestätigung der Diagnose: L = Leukozyten; F = Fibroblasten;

n = normale Befunde bei der Transferrinanalyse (IEF)

Bekannte CDG-Typen

CDG Typ	Enzym	Lokal.	IEF-Typ	Bestät.	Wichtige klinische Merkmale
Ia	Phosphomanno-mutase	Z	1	L,F	psychomotorische Retardierung, Dys-morphie, invertierte Mamillen, Kleinhirn-atrophie, Gerinnungsstörung (s. oben)
Ib	Phosphomannose-Isomerase	Z	1	L,F	gastrointestinale Symptome, Hepato-megalie, kongenitale Leberfibrose; keine psychomotorische Retardierung; Gerinnungsstörungen, Therapie: Mannose
Ic	α1,3-Glucosyl-Transferase	ER	1	F	hepatogastrointestinale Symptome, psychomotorische Retardierung
Id	1,3-Mannosyl-Transferase	ER	1	F	psychomotorische Retardierung, Epilepsie, Mikrozephalie
Ie	Dolichol-P-mannose-Synthase I	ER	1	F	psychomotorische Retardierung, Epilepsie, axiale Hypotonie, Dysmorphie
If	Dolichol-P-mannose-Verwertung	ER	1	F	psychomotorische Retardierung, Epilepsie, Hauterkrankung
Ig	α1,6-Mannosyl-Transferase	ER	1	F	psychomotorische Retardierung, Hypotonie, Dysmorphie
Ih	α3-Glucosyl-Transferase	ER	1	F	gastrointestinale Symptome, Hepatomegalie, Gerinnungsstörungen
Ii	α1,3-Mannosyl-Transferase	ER	1	F	okuläre Anomalien, Epilepsie, Retardierung, Gerinnungsstörungen
Ik	β1,4-Mannosyl-Transferase	ER	1	F	Epilepsie, Mikrozephalie, Gerinnungs-störungen
Il	α1,2-Mannosyl-Transferase	ER	1	F	Entwicklungsverzögerung, Hypotonie, Epilepsie, Hepatomegalie
IIa	N-Acetyl-glucosaminyl-Transferase	G	2	F	schwere psychomotorische Retardierung keine Neuropathie, zerebrale Hypoplasie Gerinnungsstörung
IIb	Glucosidase I	ER	n	F	Hepatomegalie, Hypoventilation, Ernährungsstörung, Epilepsie
IIc	GDP-Fucose-Transporter	G	n	F	Dysmorphie, psychomotorische Retardierung, schwere Infektionen
IId	β1,4-Galactosyl-Transferase	G	2	F	Makrozephalie, Hydrozephalus, Hypo-tonie, Gerinnungsstörungen, Myopathie
IIe	COG-7 = Teil des COG-Komplexes im Golgi-Stoffwechsel	G	2	F	Dysmorphie, Skelettdysplasie, Hypotonie, Hepatosplenomegalie, Ikterus, Epilepsie, letal im Säuglingsalter

Legende: s. vorherige Seite

Lipoproteinstoffwechsel

Biochemie

Lipoproteine sind die Lipidtransporter im Blut. Dabei befinden sich die hydrophoben Anteile (Triglyceride, Cholesterolester) im Kern dieser Partikel, die hydrophilen, geladenen Moleküle (Phospholipide, Cholesterol) an der Partikeloberfläche. Der Stoffwechsel wird durch die an den Lipidpartikel angelagerten **Apolipoproteine** maßgeblich bestimmt, welche eine Strukturfunktion (Apo B-100, Apo B-48, Apo A-I), eine Ligandenfunktion (Apo B-100, Apo E, Apo A-I) oder eine Cofaktorfunktion (Apo C-II, Apo A-I, Apo A-IV) für lipidrelevante Enzyme besitzen. Abhängig von der Dichte der Lipoproteinpartikel bei der Ultrazentrifugation werden Lipoproteine mit hoher („high density lipoproteins" = HDL), mittlerer („intermediate density lipoproteins" = IDL), niedriger („low density lipoproteins" = LDL) und sehr niedriger Dichte („very low density lipoproteins" = VLDL) sowie die bereits ohne Zentrifugation flottierenden Chylomikronen unterschieden.

Chylomikronen und VLDL stellen die triglyceridreichen Fraktionen dar und werden jeweils im Golgi-Apparat (Duodenalmukosa bzw. Hepatozyten) zusammengesetzt und sezerniert. Die postprandial im Darm synthetisierten Chylomikronen gelangen über die Lymphe in den venösen Blutkreislauf und dienen primär der Zufuhr von Triglyceriden aus der Nahrung. Die in der Leber synthetisierten VLDL versorgen ebenfalls die peripheren Zellen mit Triglyceriden sowie (insbesondere nach dem Umbau über **IDL** zu LDL) mit Cholesterol. Apo C-II dient dabei sowohl für den Abbau der Chylomikronen als auch der VLDL als Cofaktor für die an Glykoproteine des Endothels gebundene *Lipoprotein-Lipase*, welche die Triglyceride durch Spaltung in Glycerol und FS dem Zellstoffwechsel zuführt. Die Reste der Chylomikronen (**Remnants**) werden u.a. über den Apo-E-Rezeptor in die Leber aufgenommen und abgebaut. Das aus dem VLDL-Abbau entstehende **IDL** wird weiter zu dem cholesterolreichen LDL „entfettet". Falls dieses in der Peripherie nicht benötigt wird, findet die Wiederaufnahme über den LDL-Rezeptor in die Leber statt.

LDL kommt in unterschiedlichen Unterfraktionen (LDL 1–LDL 6) vor, wobei LDL 6 als „small dense" und hochatherogenes LDL beschrieben wird. LDL bindet mittels Apo B-100 an den LDL-Rezeptor, wird durch Endozytose aufgenommen und lysosomal u.a. mittels *saurer Lipase* (S. 122) abgebaut. Freiwerdendes Cholesterol reduziert die Aktivität der *HMG-CoA-Synthase* (S. 127) und wird mittels *Acyl-CoA-Cholesterol-Acyltransferase* (ACAT) in den Lipidtropfen der Zelle gespeichert.

HDL kommt in verschiedenen Unterfraktionen (HDL 1–3) vor und entsteht u.a. aus dem Abbau der Chylomikronen und der Interaktion mit VLDL. Über Apo A-I (Hauptproteinanteil) sowie Apo A-IV aktiviert HDL *Lecithin-Cholesterol-Acyltransferase* (LCAT), welche eine Anreicherung mit Cholesterolestern bewirkt. Diese werden über das Transferprotein CETP gegen Triglyceride anderer Lipoproteine ausgetauscht. Ein Großteil des HDL-Cholesterols wird so über den LDL-Stoffwechselweg katabolisiert. HDL kann jedoch auch direkt (u.a. mittels Apo A-I) von der Leber aufgenommen und abgebaut werden. HDL ist somit für den „reversen" Cholesterolstoffwechsel von den peripheren Zellen zurück zur Leber zuständig und gilt als vasoprotektiv.

Lipoprotein	Apolipoprotein (Apo)	Funktion
Chylomikronen	A-I, A-IV, C-I, C-II, C-III, E, B-48	Transport von exogenen Triglyceriden, fettlöslichen Vitaminen und Medikamenten
VLDL	C-I–III, E, B-100	Transport von endogenen Triglyceriden
IDL	C-II, E, B-100	entsteht aus VLDL nach Triglyceridabbau
LDL	B-100	entsteht aus IDL nach Triglyceridabbau; Cholesteroltransport zum extrahepatischen Gewebe; Regulation der Cholesterolbiosynthese
HDL	A-I, A-II, A-IV, C-I, C-III, D, E	u.a. Modifizierung anderer Lipoproteine, Transport von Cholesterol zur Leber
Lipoprotein (a)	B-100, Apo (a)	unklar, fraglich für vaskuläre Reparaturen; Risikofaktor für Atherosklerose

Hypercholesterolämien

Familiäre Hypercholesterolämie (FH)

Klinik: frühzeitige Atherosklerose, familiäre Infarkthäufung, Xanthome, Xanthelasmen, verdickte Sehnen (z.B. Achillessehne), Arcus corneae; *homozygot:* schwerste Atherosklerose ab Kleinkindalter; DD Sitosterolämie

Protein: LDL-Rezeptor (LDLR)

Genetik: autosomal codominanter Erbgang, Inzidenz Heterozygotie ca. ~ 1 : 500

Diagnose: ↑ Cholesterol (heterozygot ca. 300 mg/dl, homozygot > 600 mg/dl), normale Triglyceride, ↓ HDL; Mutationsanalyse; Familienanamnese (Cholesterol > 260 mg/dl, kardiovaskuläre Erkrankung der Eltern)

Vorgehen: *bei Gesamtcholesterol > 220 mg/dl* (5,7 mmol/l), norm. HDL (> 35 mg/dl):
- LDL-Cholesterol 130–150 mg/dl: Kontrolle innerhalb von 2 Jahren
- LDL-Cholesterol > 150 mg/dl (3,9 mmol/l): cholesterolarme Diät
- LDL-Cholesterol > 190 mg/dl (4,9 mmol/l) trotz Diät über 6–12 Monate bzw. > 160 mg/dl (4,2 mmol/l) und positive Familienanamnese: ggf. medikamentöse Behandlung
- LDL-Cholesterol > 250 mg/dl (6,5 mmol/l): Stoffwechselzentrum

Therapie: *Diät:* Cholesterol < 300 mg/Tag, fettmodifiziert, < $^1/_3$ der Energie als Fett
Medikamente: Anionenaustauscher einschleichend (Colestyramin – Enddosis 0,2–0,4 g/kg in 2–3 Dosen); ggf. Sitosterin (1–6 g/Tag), Fibrate, Statine (HMG-CoA-Reduktase-Hemmer);
homozygote Patienten: LDL-Apherese (alle 1–2 Wochen), ggf. Lebertransplantation; Gentherapie bislang ohne überzeugenden Erfolg

Kontrolle: 3- bis 6-monatlich unter Diät

Familiäres defektes Apo B-100 (FDB)

Klinik:	wie LDL-Rezeptor-Mangel; *homozygot:* Cholesterolwerte und Infarktrisiko wie bei Heterozygoten (Apo E übernimmt Teil der Funktion von Apo B)
Genetik:	autosomal dominanter Erbgang; Inzidenz Heterozygotie ca. 1 : 700; Missense-Mutationen in Rezeptorbindungsregion, z.B. R3500Q
Therapie:	wie LDL-Rezeptor-Mangel

Sitosterolämie (= Phytosterolämie)

Klinik:	Xanthome, frühzeitige Atherosklerose (DD), z.T. Hämolyse
Biochemie:	↑ intestinale Resorption/↓ biliäre Exkretion von Fisch-/Pflanzensterolen
Genetik:	autosomal rezessiv
Diagnose:	n–↑↑ Cholesterol; ↑ Phytosterole/Sitosterole im Serum (GC-MS)
Therapie:	gutes Ansprechen auf Diät (↓ Pflanzenöle usw.) und Anionenaustauscher

Andere Hypercholesterolämien

- *M. Wolman*: lysosomale Cholesterolesterspeicherkrankheit, s.S. 122
- *Lipoprotein-(a)-Erhöhungen*
- *Hyperbetalipoproteinämie*
- *polygene Hypercholesterolämien*
- *sekundäre Hypercholesterolämie* bei Hypothyreose, Nierenkrankheiten, Cushing-Syndrom, Anorexia nervosa, Akromegalie bzw. erhöhter STH-Ausschüttung

Gemischte Hyperlipidämien

Typ III Hyperlipidämie (familiäre Dysbetalipoproteinämie)

Klinik:	Xanthome, Xanthelasmen, orange Färbung der Handlinien; Arteriosklerose
Biochemie:	Apo-E-Varianten → Störung der Aufnahme von IDL/Remnants in die Leber
Genetik:	häufig: Homozygotie für Apo-E2-Variante (autosomal rezessiv); andere Mutationen in der Rezeptorbindungsdomäne (autosomal dominant)
Inzidenz:	1 : 5 000
Diagnose:	↑ Cholesterol und Triglyceride; typisches Muster der Lipidelektrophorese
Therapie:	Behandlung anderer Risikofaktoren (z.B. Diabetes mellitus), Diät, Lipidsenker

Familiäre kombinierte Hyperlipoproteinämie

Klinik:	milder als LDL-Rezeptor-Mangel
Biochemie:	unklar; heterogen; Überproduktion von VLDL
Inzidenz:	bis zu 1 : 300
Diagnose:	↑ Cholesterol und Triglyceride; Familienanamnese; Wechsel des Lipidphänotyps in der Familie und über die Zeit; „Chamäleon der Lipidologie"
Therapie:	gutes Ansprechen auf Diät (↓ rasch resorbierbare Kohlenhydrate), Statine

Weitere gemischte Hyperlipidämien

- *hepatischer Lipasemangel:* wie Apo-E-Varianten

Hypertriglyceridämien

Familiäre Chylomikronämie (HLP I oder V nach Frederickson)

Klinik: Abdominalbeschwerden, Gedeihstörung, rezidivierende, z.t. tödliche Pankreatitiden, Hepatosplenomegalie, eruptive Xanthome; kein Atheroskleroserisiko; oft asymptomatisch

Enzym: Lipoprotein-Lipase (LPL) oder Apo C-II

Genetik: aut. rezessiv; symptomatische Überträger bei zusätzlichen Risikofaktoren

Biochemie: Störung des Triglyceridabbaus aus Chylomikronen und VLDL

Diagnose: ↑↑ Triglyceride (Chylomikronen, VLDL)

DD: Medikamente, Alkohol, Nierenkrankheiten

Therapie: maximale Fettrestriktion, Vermeidung von aggravierenden Hormonen (Steroide, Östrogene), ggf. Gabe von mittelkettigen Triglyceriden (MCT); *akut:* Lipidapherese, bei Apo-C-II-Mangel Gabe von Apo C-II (in FFP)

Familiäre Hypertriglyceridämie

Klinik: meist asymptomatisch; als „metabolisches Syndrom" assoziiert mit Adipositas, Störungen der Glucosetoleranz, ↑ Harnsäure, Bluthochdruck

Biochemie: Ursache unklar, vermutlich polygen; z.T. Mutationen im *LPL*-Gen

Diagnose: ↑ Triglyceride (VLDL, Chylomikronen); z.T. periphere Insulinresistenz

DD: Diabetes mellitus, Cushing-Syndrom, Hypothyreose, Nephropathie u.a.

Therapie: symptomatisch; Diät, ↓ rasch resorbierbare Kohlenhydrate, ggf. Medikamente (Fibrate, Nicotinsäure), Fischöle, Gewichtsabnahme, Sport

Störungen des HDL-Stoffwechsels

Eine (oft familiäre) Hypoalphalipoproteinämie (↓ HDL, ↓ Apo A-I) bedeutet ein erhebliches Risiko für frühzeitige Atherosklerose. Die Ursache ist oft unklar; sekundär wird sie bei Hypertriglyceridämie, Leberversagen, Darmerkrankungen, akuten Entzündungen und bestimmten Medikamenten (z.B. Steroiden) beobachtet. Die Therapie ist symptomatisch durch Vermeidung von Risikofaktoren für Atherosklerose.

Apolipoprotein-A-I-Mangel

Klinik: frühe Atherosklerose, Xanthome, Hornhauttrübungen; z.T. Amyloidose

Genetik: diverse Mutationen am Apo-A-I-Gen, unterschiedliche Schwere, z.T. heterozygot assoziiert mit familiärer Amyloidose

Diagnose: ↓ HDL, ↓ Apo A-I

Therapie: Vermeidung von Risikofaktoren für Atherosklerose

Tangier-Krankheit

Klinik: Polyneuropathie (Schwäche, Parästhesien, vegetative Regulationsstörungen, Ptosis u.a.); hyperplastische orange Tonsillen, orangefarbene Darmschleimhaut; Hepatosplenomegalie, Hornhauttrübung; autosomal rezessiv erblich

Biochemie: Schaumzellbildung, fraglich durch Störung des intrazellulären Transports von Cholesterolestern in Makrophagen

Diagnose: ↓ HDL, ↓ Apo A-I, ↑ Triglyceride, n→↓ Cholesterol

Fish-Eye-Krankheit

Klinik: Hornhauttrübung (bei klassischer Fish-Eye-Krankheit isoliert);
               ggf. Nephropathie → Nierenversagen, hypochrome Anämie
Enzym: Lecithin-Cholesterol-Acyltransferase (LCAT)
Genetik: autosomal rezessiv
Diagnose: ↓ HDL, ↓ Apo A-I, ↑ Triglyceride, Cholesterol frei/gesamt > 0,7
Therapie: symptomatisch

HDL-Erhöhungen

* *familiäre Hyperalphalipoproteinämie*: Cholesterolestertransferprotein-(CETP-) Mangel → Verbleib von Cholesterolestern in HDL; ↑ HDL; klinisch unauffällig, häufig erhöhte Lebenserwartung
* *sekundär*: Sport, Alkohol, Medikamente (z.B. Östrogene)

Krankheiten mit erniedrigten Konzentrationen von LDL-Cholesterol und Triglyceriden

Familiäre Abetalipoproteinämie

Klinik: Fettmalabsorption (Steatorrhö, Erbrechen, Gedeihstörung); Mangel fettlöslicher Vitamine (E, A → Neuropathie, Ataxie, zerebelläre Zeichen; Retinopathie; Myopathie)
Protein: mikrosomales Triglyceridtransferprotein (MTTP)
Biochemie: mangelnder Triglyceridtransport in das endoplasmatische Retikulum → mangelnde Produktion von Apo-B-haltigen Lipoproteinen; mangelnde Transportkapazität für fettlösliche Vitamine und Medikamente, gestörte Erythrozytenfunktion
Genetik: autosomal rezessiv
Diagnose: ↓↓ Cholesterol und Triglyceride; Fehlen von Apo B; Blutbild: Akanthozyten; Normwerte für Cholesterol, Triglyceride und Apo B bei den Eltern
Therapie: Vitamin E 100 mg/kg/Tag; Vitamin A, K, D (i.m.); Fettrestriktion

Familiäre Hypobetalipoproteinämie

Klinik: wie MTTP-Mangel, jedoch milder
Protein: Apo B
Genetik: autosomal codominant
Diagnose: wie MTTP-Mangel; Eltern ↓ Cholesterol, Triglyceride, Apo B

M. Anderson

Klinik: Fettmalabsorption, Gedeihstörung, Vitaminmangel
Biochemie: fraglich Störung der Chylomikronenbildung in Enterozyten
Diagnose: ↓ Cholesterol, Triglyceride, Apo A-I, Apo B; Fetttröpfchen in Enterozyten

Purin- und Pyrimidinstoffwechsel

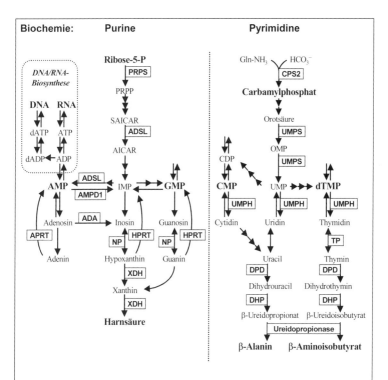

Die *Purinbiosynthese* umfasst einen komplexen Stoffwechselweg, der über Inosin-monophosphat (IMP) zu Adenosin- oder Guanosinmonophosphat (AMP, GMP) führt. Purine werden über Hypoxanthin und Xanthine zu Harnsäure abgebaut.

Die *Pyrimidinbiosynthese* beginnt mit Carbamylphosphat (zytosolisch durch Carbamylphosphat-Synthetase II [CPS2] hergestellt – für CPS1 s.S. 61) und führt über Orotsäure (s.S. 36) zu Uridinmonophosphat (UMP) und weiter zu Cytidin- und Thymidinverbindungen. Die Biosynthese von DNA und RNA ist beispielhaft für AMP dargestellt. Für Enzymabkürzungen siehe Text.

Klinik

- renale Manifestation: rezidivierende Harnwegsinfekte, Nierensteine, Niereninsuffizienz
- neurologische Manifestation: psychomotorische Retardierung, Epilepsie, Spastik, Dystonie, Ataxie, Autismus, Selbstverstümmelung, Taubheit
- Arthritis
- Minderwuchs
- Muskelkrämpfe und Muskelschwund
- Anämie
- Immundefekte mit rezidivierenden Infekten

Diagnostik

- *Harnsäure* im Serum, Harnsäuregesamtmenge im 24-Std.-Sammelurin
- *Harnsäure/Kreatinin* im Morgenurin (mol/mol = 0,67 x mg/mg):

Harnsäure	*Neonatal*	*1. Lj.*	*2.–5. Lj.*	*6.–14. Lj.*	*ab 15. Lj.*
mol/mol Kreatinin	0,2–3	0,2–2	0,2–1,5	0,2–1	0,15–0,6

  – Erhöhung: PRPS-Überaktivität, Lesch-Nyhan-Syndrom, familiäre juvenile hyperurikämische Nephropathie
  – Erniedrigung: NP-Mangel, Xanthinurie, Nukleotidaseüberaktivität
- Urinkristalle
- Purine und Pyrimidine im Urin mittels HPLC (s.S. 37)
  – 24-Std.-Sammelurin, alternativ Morgenurin (Purine und Pyrimidine werden stark von der Ernährung beeinflusst, dadurch schwankende Urinausscheidung
  – einen Tag vor sowie während der Sammelzeit keine Methylxanthine (Kakao, schwarzer Tee, Kaffee, Lakritze)
  – Ausschluss Harnwegsinfekt
  – bei neurologischer Erkrankung: Urin sofort einfrieren, auf Trockeneis verschicken (instabile Markermetaboliten bei Adenylosuccinasemangel)

Störungen des Purinstoffwechsels

Phosphoribosylpyrophosphat-Synthetase-(PRPS-)Überaktivität

Klinik: Hyperurikämie → Nierensteine, Gicht, Innenohrschwerhörigkeit
Manif.:   junge Männer (ggf. bei Kindern: Taubheit, psychomotorische Retardierung, Ataxie, Dysmorphie)
Biochemie: Überproduktion von IMP; X-chromosomaler Erbgang
Diagnose: ↑ Harnsäure, ↑ Hypoxanthin
Therapie: Diät (purinarm); Alkalisierung des Harns, viel Trinken; Allopurinol (2–)10–20 mg/kg/Tag *(cave:* Xanthinsteine – Xanthin und Oxipurinol messen)

Adenylosuccinat-Lyase-(ADSL-)Mangel

Klinik: schwere psychomotorische Retardierung, Epilepsie, Autismus, z.t. Minderwuchs
Manif.: Neugeborene, Säuglinge
Biochemie: Störung der Purinsynthese (IMP) und spezifisch AMP-Synthese
Diagnose: ↑ Succinyladenosin, ↑ SAICA-Ribosid;
AS (Urin) nach saurer Hydrolyse: ↑ Asp, Gly

Myoadenylat-Desaminase-(Muskel-AMP-Desaminase-, AMPD1-)Mangel

Klinik: belastungsabhängige Muskelkrämpfe, rasche Muskelermüdung
Manif.: ab Kindheit (häufig oligo- und asymptomatisch)
Diagnose: ↑ CK; Ischämietest (S. 52): fehlender NH_3-Anstieg bei normalem Lactatanstieg;
Therapie: ggf. Ribose 2–60 g/Tag

Adenosin-Desaminase-(ADA-)Mangel

Klinik: schwerer kombinierter Immundefekt (SCID); Diarrhö, Gedeihstörung; progrediente neurologische Symptomatik (Spastik, Bewegungsstörung)
Manif.: neonatal (selten bis Schulkindalter)
Biochemie: Hemmung der Ribonukleotid-Reduktase durch Adenosin
Diagnose: Blutbild: Lymphopenie; Hypogammaglobulinämie; ↑ Adenosin
Therapie: Knochenmarktransplantation, Enzymersatz (teuer) Gentherapie

Nukleosid-Phosphorylase-(NP-)Mangel

Klinik: zellulärer Immundefekt; immunhämolytische Anämie, progrediente neurologische Symptomatik (Spastik, Bewegungsstörung, Retardierung) häufiger als bei Adenosin-Desaminase-Mangel
Manif.: 1–6 Jahre, selten später
Diagnose: ↓ Harnsäure, ↑ Inosin, Guanosin (wegen gestörten Abbaus)
Therapie: Knochenmarktransplantation

Xanthinurie

Klinik: Hämaturie, Nierensteine (Xanthin = „radiolucent"), Niereninsuffizienz, Arthropathie, Myopathie, oft asymptomatisch (> 50 % der Homozygoten)
Manif.: ab Kleinkindalter
Enzym: Xanthin-Oxidase = Xanthin-Dehydrogenase **(XDH)**
Varianten: kombiniert mit Sulfit-Oxidase-Mangel bei Molybdäncofaktormangel (S. 77)
Diagnose: ↓ Harnsäure, ↑↑ Xanthin, ↑ Hypoxanthin
Therapie: Diät (purinarm), viel trinken, bei Restaktivität ggf. Allopurinol

Familiäre juvenile hyperurikämische Nephropathie

Klinik: Gicht, frühzeitiges Nierenversagen
Manif.: ab Pubertät
Biochemie: Ursache unklar, renaler Transportdefekt?
Diagnose: Hyperurikämie, ↓ renale Harnsäureausscheidung; positive Familienanamnese

Lesch-Nyhan-Syndrom

Klinik:　　psychomotorische Retardierung, Hypotonie, Dystonie, Choreoathetose,
　　　　　 Spastik, Epilepsie, Selbstverstümmelung; Harnsäuresteine („radiolucent")
　　　　　 → Niereninsuffizienz; Gicht
Manif.:　　ab 3–4 Monate, progrediente Verschlechterung
Variante:　milde Verlaufsform: Gicht, gelegentlich neurologische Einzelsymptome
Enzym:　　Hypoxanthin:Guanin-Phosphoribosyltransferase **(HPRT)** (X-chromosomal)
Biochemie: Störung der Reutilisierung von Hypoxanthin → IMP, Guanin → GMP
Diagnose:　↑↑ Harnsäure (Morgenurin: ↑ Quotient Harnsäure/Kreatinin), ↑ Hypoxanthin
Therapie:　Diät (purinarm), viel trinken, Allopurinol; symptomatisch (neurologische
　　　　　 Komplikationen)

Adenin-Phosphoribosyltransferase-(APRT-)Mangel

Klinik:　　Nephrolithiasis (2,8-Dihydroxyadenin) → Niereninsuffizienz
Manif.:　　Neugeborene bis hohes Alter, z.T. asymptomatisch
Diagnose:　↑ Adenin, 2,8-Dihydroxyadenin (entsteht mittels XDH aus Adenin)
Therapie:　Diät (purinarm), viel trinken, Allopurinol; keine Alkalisierung des Harns

Störungen des Pyrimidinstoffwechsels

Hereditäre Orotacidurie

Klinik:　　therapieresistente megaloblastäre Anämie → Gedeihstörung, mentale
　　　　　 Retardierung
Manif.:　　Neugeborenes, Säugling
Enzym:　　Uridinmonophosphat-Synthase **(UMPS)**
Biochemie: Pyrimidinmangel
Diagnose:　↑↑ Orotsäure
Therapie:　Uridin (25–)100–150 mg/kg/Tag (Therapiekontrolle: Orotsäure im Urin)

Pyrimidin-5'-Nukleotidase-Mangel

Klinik:　　chronisch hämolytische Anämie (basophile Tüpfelung)
Enzym:　　Uridinmonophosphat-Hydrolase **(UMPH)**
Diagnose:　Erythrozytenanalyse (↑ Glutathion; Nukleotidprofil)
DD:　　　 chronische Bleivergiftung (hemmt UMPH)
Prognose:　relativ gut, Transfusionen selten nötig

Dihydropyrimidin-Dehydrogenase-(DPD-)Mangel

Klinik:　　häufig asymptomatisch; gelegentlich mentale Retardierung, Epilepsie,
　　　　　 Mikrozephalie, Gedeihstörung; schwere (gelegentlich letale) 5-Fluorouracil-
　　　　　 Toxizität bei asymptomatischen Patienten und Heterozygoten
Diagnose:　↑ Uracil, Thymin (gestörter Abbau)

Thymidin-Phosphorylase-(TP-)Mangel

Klinik: mitochondriale Enzephalopathie mit gastrointestinalen Symptomen
     (MNGIE)
Biochemie: mtDNA-Depletionssyndrom (s.S. 92)
Diagnose: ↑ Thymidin (Urin)

Dihydropyrimidinase-(DHP-)Mangel

Klinik: wie DPD-Mangel, z.T. asymptomatisch
Diagnose: ↑ Dihydrouracil, Dihydrothymin (OS Urin), ↑ Uracil, Thymin

Ureidopropionasemangel

Klinik: wie DPD-Mangel, Dystonie
Diagnose: n–↑ Dihydrouracil, Dihydrothymine (OS Urin), n–↑ Uracil, Thymin;
     ↑ Ureidopropionate, β-Alanin (durch Abbau während Analytik),
     Ureidoisobutyrate

Andere Störungen des Nukleotidstoffwechsels

Nukleotidaseüberaktivität („nucleotide depletion syndrome")

Klinik: psychomotorische Retardierung (speziell Sprache), Epilepsie, Ataxie,
     wiederholte Infektionen, Verhaltensauffälligkeiten (Hyperaktivität, kurze
     Aufmerksamkeitsspanne, schlechte soziale Interaktion)
Diagnose: Hypourikosurie (z.T. niedrig-normal), ansonsten unauffällig einschließlich
     Purin- und Pyrimidinanalyse; Enzymatik (Fibroblasten)
Therapie: Uridin 50 mg/kg, steigern auf bis zu 1 000 mg/kg; darunter deutliche Ver-
     besserung von Sprache, Verhalten, Epilepsie, Infektionsneigung

Neurotransmission

Monogene Störungen der Neurotransmission können schwere, progrediente Enzephalopathien mit frühem Krankheitsbeginn verursachen. Die Diagnose basiert wesentlich auf der quantitativen Bestimmung der Neurotransmitter oder ihrer Metaboliten im Liquor, speziell der AS Glutamat, Glycin und GABA sowie der Metaboliten von biogenen Aminen und Pterinen. Neurotransmitterstörungen zeigen eine recht charakteristische klinische Symptomatik, und die spezielle Neurotransmitteranalyse ist nicht automatisch bei Kindern mit Enzephalopathie indiziert und ist bei isolierter mentaler Retardierung oder unspezifischen Verhaltensstörungen nicht sinnvoll. Verschiedene Krankheiten *(GABA-Transaminase-Mangel, nichtketotische Hyperglycinämie, Vitamin-B_6-responsive, PLP-responsive oder Folinsäure-responsive Epilepsien)* manifestieren sich als frühkindliche epileptische Enzephalopathie. Störungen der Dopaminbiosynthese verursachen progrediente extrapyramidale Störungen; Symptomenspektrum und Krankheitsverlauf sind im Einzelfall variabel und reichen von einer intermittierenden fokalen Dystonie, „hereditärer spastischer Diplegie" oder „Zerebralparese" bis zu schweren (letalen) infantilen Enzephalopathien. Für diagnostische Richtlinien s.S. 42.

Störungen im Stoffwechsel der biogenen Amine

Biochemie: Pterine

Eine Störung des Stoffwechsels biogener Amine kann durch einen primären Mangel von BH_4, Cofaktor der Hydroxylierung von Tyrosin, Tryptophan und Phenylalanin (siehe auch PKU, S. 71) sowie der NO-Synthase (NOS), verursacht sein. BH_4 wird von mehreren Enzymen synthetisiert bzw. regeneriert. BH_2 = Dihydrobiopterin. Für Enzymabkürzungen siehe Text (individuelle Krankheiten).

Biochemie: biogene Amine

Die Aromatische-L-Aminosäuren-Decarboxylase katalysiert die Synthese von Serotonin und Dopamin; letzteres wird mittels Dopamin-β-Hydroxylase zu Noradrenalin und Adrenalin umgewandelt. Der Abbau der biogenen Amine wird u.a. von Monoaminoxidase A vermittelt. 5-HIAA = 5-Hydroxyindolessigsäure; MHPG = 3-Methoxy-4-hydroxyphenylglykol. Für Enzymabkürzungen siehe Text (individuelle Krankheiten).

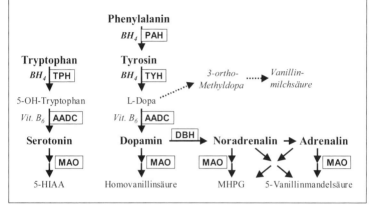

Klinische Merkmale

- *allgemein:* progrediente bzw. schwere epileptische Enzephalopathie, Myoklonusepilepsie, psychomotorische Retardierung
- *Dopaminmangel:* Parkinsonismus-Dystonie, Dyskinesie und Hypokinesie, Dystonie und Chorea, Hypotonie (Stamm) und Hypertonie (Extremitäten), z.T. typische Verschlechterung im Tagesverlauf; okulogyre Krisen, Miosis, Ptosis, Hypomimie, Hypersalivation
- *Noradrenalinmangel:* axiale Hypotonie, zerebelläre Symptome, Miosis, Ptosis, ↓ Blutdruck, Hypoglykämie
- *Serotoninmangel:* Schlafstörungen, Depression, Störungen der Temperaturregulation, gestörte Darmmotilität

Dopa-responsive Dystonie (M. Segawa)

Klinik: Dystonie ab 1.–10. Lj. (oder später) (*cave:* Fehldiagnose „athetoide/dystone Zerebralparese"); meist stark variabel im Tagesverlauf
Enzym: GTP-Cyclohydrolase (dominante Mutationen, inkomplette Penetranz)
Diagnose: biogene Amine und Pterine (Liquor); normales Phe (ggf. Phe-Belastung, S. 50)
Therapie: L-Dopa 4–12 mg/kg/Tag und Decarboxylasehemmer, darunter zumeist (fast) völlige Remission innerhalb von Wochen bis Monaten

Tetrahydrobiopterin-(BH₄-)Mangel („atypische Phenylketonurie")

Klinik: Zeichen des Dopamin- und Serotoninmangels

Enzyme:
- GTP-Cyclohydrolase I (**GTPCH**; rezessive Mutationen)
- 6-Pyruvoyltetrahydropterin-Synthase (**PTPS**)
- Dihydropteridin-Reduktase (**DHPR**)
- Pterincarbinolamin-Dehydratase (**PCD**)
- Sepiapterin-Reduktase (**SR**)

Diagnose: n–↑ Phe (Plasma; normal speziell beim SR-Mangel; s. auch S. 53); biogene Amine (Liquor), Pterine (Liquor, Urin; s.s. 37); Enzymatik (DHPR in Trockenblutkarte, alle in Fibroblasten)

Therapie:
- L-Dopa 8–12 mg/kg/Tag (Neugeborene 1–3 mg/kg/Tag, Säuglinge 4–7 mg/kg/Tag), immer mit Decarboxylasehemmer (z.B. Carbidopa: 10–20 % von L-Dopa)
- 5-OH-Tryptophan (max. 6–9 mg/kg/Tag);
- BH₄ 5–10 mg/kg/Tag (Monotherapie ausreichend bei mildem PTPS- und PCD-Mangel)
- Folinsäure 15 mg/Tag + Phe-Restriktion (Diät) beim DHPR-Mangel
  Cave: L-Dopa/Carbidopa und 5-Hydroxytryptophan sollten sequenziell eingeführt und in Schritten von nicht mehr als 1 mg/kg über Tage/Wochen eingeschlichen werden. 5-OH-Tryptophan wird gelegentlich aufgrund von gastrointestinalen Nebenwirkungen nicht vertragen; in diesen Fällen ist ggf. eine Monotherapie mit L-Dopa/Carbidopa ausreichend.

Tyrosin-Hydroxylase-(TYH-)Mangel

Klinik: schwerer Dopaminmangel

Diagnose: biogene Amine (Liquor), Mutationsanalyse

Therapie: L-Dopa 1–10 mg/kg/Tag

Aromatische-L-Aminosäuren-Decarboxylase-(AADC-)Mangel

Klinik: Dopamin- und Serotoninmangel

Diagnose: biogene Amine (Liquor); Enzymatik (Plasma)

Therapie: Trihexyphenidyl, Tranylcypromin, Bromocriptin oder Pergolid, Vitamin B₆, MAO-Hemmstoffe

Dopamin-β-Hydroxylase-(DBH-)Mangel

Klinik: Noradrenalinmangel, speziell schwere orthostatische Regulationsstörungen

Diagnose: biogene Amine (Blut, Urin, Liquor); Enzymatik (Plasma)

Therapie: D,L-Dihydroxyphenylserin

Monoaminoxidase-(MAO-)Mangel

Klinik: Aggressivität, milde Entwicklungsretardierung, stereotype Handbewegungen, Flushing (Karzinoidsyndrom)

Diagnose: biogene Amine (Liquor und Urin); ↑ Serotonin (Vollblut), Enzymatik (Fibroblasten)

Therapie: Cyproheptadin-HCl, Sertralin-HCl (u.U. Verschlechterung der Karzinoidsymptomatik)

Störungen des GABA-Stoffwechsels

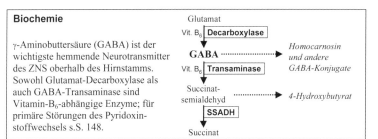

Biochemie

γ-Aminobuttersäure (GABA) ist der wichtigste hemmende Neurotransmitter des ZNS oberhalb des Hirnstamms. Sowohl Glutamat-Decarboxylase als auch GABA-Transaminase sind Vitamin-B_6-abhängige Enzyme; für primäre Störungen des Pyridoxin-stoffwechsels s.S. 148.

Glutamat
Vit. B_6 | Decarboxylase |
GABA ···················▶ *Homocarnosin und andere GABA-Konjugate*
Vit. B_6 | Transaminase |
Succinat-semialdehyd ···············▶ *4-Hydroxybutyrat*
| SSADH |
Succinat

GABA-Transaminase-Mangel

Klinik: neonatale letale epileptische Enzephalopathie, psychomotorische
            Retardierung, Hypotonie, Makrosomie, Großwuchs (↑ STH)
Diagnose: AS (Liquor): ↑ GABA; n–↑ Homocarnosin, β-Alanin

Succinatsemialdehyd-Dehydrogenase-(SSADH-)Mangel

Klinik: psychomotorische Retardierung, Hypotonie, Epilepsie, Hyporeflexie, Ataxie,
            Hyperkinesien, aggressives, z.T. autistisches Verhalten; Mikro- oder Makro-
            zephalie, MRT-Auffälligkeiten (T_2-Hyperintensitäten des Globus pallidus
            und der weißen Substanz)
Diagnose: OS (Urin): ↑ 4-Hydroxybutyracidurie (Ausscheidung nimmt mit dem Alter
            ab, dadurch evtl. falsch negative Befunde in der semiquantitativen Analytik
            bei älteren Patienten); Enzymatik (Fibroblasten, Lymphozyten)
Therapie: symptomatisch, experimentell Vigabatrin (verursacht u.U. Zunahme der
            Krampfanfälle)
Prognose: befriedigend

Störungen des Pyridoxinstoffwechsels

Biochemie

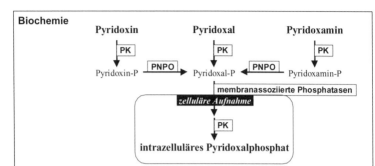

Pyridoxalphosphat (PLP; Vitamin B_6) ist ein Cofaktor von Transaminierungs- und Decarboxylierungsreaktionen u.a. in der Biosynthese von Serotonin und Dopamin. Es wird u.a. mittels Pyridoxal-Kinase (PK) und Pyridox(am)in-5'-phosphat-Oxidase (PNPO) aus exogenem Pyridoxal, Pyridoxamin oder Pyridoxin gewonnen.

Pyridoxin-(Vitamin-B_6-)responsive Epilepsie

Die rezessiv erblichen Pyridoxin-responsiven Krampfanfälle sind vermutlich heterogen; ihre Ätiologie ist unklar. Sie gehen zwar oft mit erhöhten Glutamat- und erniedrigten GABA-Konzentrationen im Liquor einher, sind jedoch nicht durch einen Glutamat-Decarboxylase-Mangel verursacht.
Es gibt kein universelles Protokoll für einen Therapieversuch mit Pyridoxin; initial können für die Kontrolle der Krampfanfälle hohe Dosen notwendig sein. *Vorschlag:* Beginn mit Einzeldosis 100 mg i.v.; bei Nichtansprechen zusätzlich 100 mg jeweils alle 10 Min. bis zu einer Gesamtmenge von 500 mg. Bei fraglichem, zumindest partiellem Therapieerfolg: Fortsetzung der Pyridoxingabe (30 mg/kg/Tag) für 7 Tage, dann abschließende Beurteilung des Therapieerfolgs.

Klinik: epileptische Enzephalopathie mit Beginn an Lebenstag 1–2(–28), nur mit Pyridoxin behandelbar. Es gibt drei atypische Manifestationsformen:
Varianten: • Spätmanifestation, also Beginn nach dem ersten Lebensmonat
            • neonatal, initial Ansprechen auch auf konventionelle Antikonvulsiva
            • neonatal, zunächst keine Pyridoxinresponsivität, später doch
Diagnose: Sistieren der Krampfanfälle unter Pyridoxin; AS (Liquor): ↓ GABA, ↑ Glu
Therapie: Erhaltungsdosis: 5–10–15 mg/kg/Tag oral

Pyridoxalphosphat-(PLP-)responsive Epilepsie

Klinik: therapieresistente neonatale Krampfanfälle, Ansprechen nicht auf Pyridoxin jedoch auf PLP; Mikrozephalie, Hypotonie
Enzym: Pyridox(am)in-5'-phosphat-Oxidase (PNPO)
Diagnose: dauerhaftes Sistieren der Krampfanfälle unter PLP
            AS (Liquor): ↑ Thr, Gly; biogene Amine (Liquor) wie bei AADC-Mangel;
            OS (Urin): ↑ Vanillinmilchsäure; Mutationsanalyse
Therapie: PLP 30 mg/kg/Tag oral in 3 Dosen (zurzeit [August 2004] in Europa nicht als pharmazeutische Präparation erhältlich)

Andere Neurotransmitterstörungen

Folinsäure-responsive Epilepsie

Klinik: therapieresistente Krampfanfälle, neonataler Beginn, Kardiomyopathie
Diagnose: dauerhaftes Sistieren der Krampfanfälle unter Folinsäure; biogene Amine
          (Liquor)
Therapie: Folinsäure 3 mg/kg/Tag i.v. in 3 Dosen, Dauermedikation oral
          → Sistieren der Krampfanfälle, befriedigende Entwicklung

Glucosetransportprotein-Mangel (GLUT1-Mangel)

Klinik: infantile epileptische Enzephalopathie, Mikrozephalie, psychomotorische
          Retardierung
Diagnose: ↓ Glucose (Liquor), Glucose-Quotient Liquor/Blut < 0,35 (Norm 0,65 ± 0,1),
          n→↓ Lactat
Therapie: ketogene Diät
Prognose: gut bei früher Behandlung

Hyperekplexie

Klinik: verstärkte Schreckreaktion, muskuläre *Hyper*tonie, insgesamt „steif",
          normales EEG
Protein: α_1-Untereinheit des Glycinrezeptors
Erbgang: autosomal dominante und rezessive Erbgänge möglich
Diagnose: Mutationsanalyse (*GLRA1*-Gen); AS (Liquor): ↓ GABA
Therapie: Clonazepam

Andere Stoffwechselwege

Porphyrien

Die von acht verschiedenen Enzymen katalysierte Biosynthese von Häm aus Glycin und Succinyl-CoA findet hauptsächlich im Knochenmark (85 %) sowie in der Leber statt. Häm wird zu Bilirubin abgebaut und über die Galle ausgeschieden. Die Porphyrien sind Störungen der Hämsynthese, meist aufgrund dominant vererbter partieller Enzymdefekte.

Klinik

Die Akkumulation spezifischer Zwischenprodukte verursacht typische *abdominale, neurologische und dermatologische Symptome.* Abhängig vom hauptsächlichen Bildungsort der pathologischen Metaboliten werden hepatische und erythropoietische Porphyrien unterschieden. Bei der kongenitalen erythropoietischen Porphyrie (M. Günther) ist der Urin dunkel verfärbt (braune, rot fluoreszierende Flecken in den Windeln).

Auslösende Faktoren der akuten hepatischen Porphyrien umfassen u.a. Arzneimittel (z.B. Enzyminduktoren), Hunger, Stress, Alkohol und Menstruation. Detaillierte Informationen finden sich auch im Internet unter www.porphyria-europe.com.

Diagnostik

- Suchtests auf Porphobilinogen im Urin (Hoesch-Test, Watson-Schwartz-Test) bei V.a. akute hepatische Porphyrie
- spezifische Analysen (s.S. 37):
  - *Urin* (insbesondere bei hepatischen Porphyrien und M. Günther): Porphyrinvorläufer (δ-Aminolävulinsäure und Porphobilinogen) und Porphyrine (Uro-, Hepta- [Hexa-, Penta-] und Coproporphyrin)
  - *Stuhl:* Coproporphyrin (vorwiegend Isomer I), Protoporphyrin
  - *Erythrozyten:* Metaboliten (besonders bei Protoporphyrie); zytosolische Enzyme (δ-Aminolävulinsäure-Dehydratase, Uroporphyrinogen-III-Synthase, Porphobilinogen-Desaminase, Uroporphyrinogen-Decarboxylase)

Akute intermittierende (hepatische) Porphyrie

Klinik:	Bauchkoliken mit Erbrechen, akutes Abdomen; Polyneuropathie
Manif.:	20–40 Jahre, $\female > \male$ (2 : 1), oft asymptomatisch
Enzym:	Porphobilinogen-Desaminase (autosomal dominant)
Diagnose:	Porphyrine und Vorläufer (δ-Aminolävulinsäure, Porphobilinogen) im Urin
Therapie:	Vermeidung auslösender Noxen, *akut:* intensivmedizinische Überwachung, Analgesie (Chlorpromazin, Pethidin, Opiate), Antiemetika (Promazin), Glucose i.v. (4–6 g/kg/Tag), Hämarginat (3–5 mg/kg/Tag als Kurzinfusion über 4 Tage)

Porphyria cutanea tarda (chronische hepatische Porphyrie)

Klinik: die häufigste Porphyrie: Photodermatose, Hautbrüchigkeit, Hepatopathie
Manif.:   meist adult
Enzym: Uroporphyrinogen-III-Decarboxylase
Diagnose: Porphyrine in Urin ($\uparrow$ Uro- und Heptaporphyrin) und Stuhl
Therapie: Vermeidung von Sonnenlicht und anderen auslösenden Faktoren;
            Lichtschutz, Phlebotomie oder besser Chloroquin (niedrige Dosis,
            2 x 125 mg/Woche)

Kongenitale erythropoietische Porphyrie (M. Günther)

Klinik: roter Urin, Photodermatose, Zahnverfärbung, Splenomegalie, Anämie
Manif.:   neonatal bis Säuglings- oder Kindesalter
Enzym: Uroporphyrinogen-III-Cosynthase
Diagnose: Porphyrine in Urin (Isomer I), Stuhl und Blut
Therapie: symptomatisch

Erythropoietische (hepatische) Protoporphyrie

Klinik: Photosensitivität, chronische Dermatose, Hepatopathie
Enzym: Ferrochelatase
Manif.:   Kindes- und Jugendalter
Diagnose: Protoporphyrin in Blut und Stuhl, Porphyrine im Urin
Therapie: Lichtschutz, Betacaroten, bei Hepatopathie Cholestyramin, Gallensäuren

Störungen des Transports oder der Utilisierung von Metallen

M. Wilson (hepatolentikuläre Degeneration)

Klinik: chronische Hepatopathie, Ikterus, Zirrhose, Kayser-Fleischer-Ring; Dys-
            arthrie, Koordinationsstörung $\rightarrow$ Bulbärparalyse; Nephropathie; Hämolyse
Manif.:   6–18 Jahre (Hepatopathie), 20–40 Jahre (neurologische Symptome)
Enzym: (hepatische) Kupfer-ATPase
Biochemie: $\downarrow$ biliäre Kupferexkretion, $\downarrow$ Einbau von Kupfer in Coeruloplasmin;
            Akkumulation von Kupfer in Leber, Basalganglien, Niere
Diagnose: Serum: (n–)$\downarrow$ Coeruloplasmin; n–$\downarrow$ Kupfer; $\uparrow$ Kupfer (Urin); Leberbiopsie
            ($\uparrow$ Kupfer); Isotopenuntersuchung ($\downarrow$ Einbau in Coeruloplasmin)
Therapie: Vermeiden kupferhaltiger Speisen (Fisch, Leber) und Trinkwasser; Zink,
            Trientene; D-Penicillamin (Nebenwirkungen u.a. Hypersensitivität,
            Knochenmarkdepression, Autoimmun- und Bindegewebserkrankung);
            ggf. Lebertransplantation
Kontrolle: freies Kupfer = Gesamt-Kupfer – (Coeroluplasmin x 3,15); Kupfer im Urin

M. Menke

Klinik: neonatale Hypothermie, Ikterus gravis → psychomotorische Retardierung,
             Epilepsie, charakteristische Fazies, abnorme Haare („kinky"), Bindegewebs-
             und Knochenstörungen → letal (80–95 %)
Varianten: • *milder Verlauf:* psychomotorische Retardierung
             • *Okzipitalhornsyndrom:* Bindegewebsstörungen (juvenil–adult)
Enzym: (nichthepatische) Kupfer-ATPase (X-chromosomal)
Biochemie: Kupfermangel, Mangel der (ca. 13) kupferhaltigen Enzyme
Diagnose: Serum: ↓ Kupfer, Coeruloplasmin
Therapie: bei Frühdiagnose: tägliche Kupferinjektionen

Acoeruloplasminämie

Klinik: Diabetes mellitus, Retinopathie, extrapyramidale Symptome, Demenz
Biochemie: fehlende Coeruloplasminsynthese
Diagnose: Serum: normales Kupfer, ↓↓ Coeruloplasmin, ↓ Eisen
Prognose: letal im Erwachsenenalter

Acrodermatitis enteropathica

Klinik: charakteristischer Hautausschlag, Gingivitis, Alopezie, Irritabilität,
             Entwicklungsverzögerung
Biochemie: ↓ Zinkabsorption im Darm (Transporterdefekt)
Diagnose: ↓ Zink (manchmal normal); ↓ AP
Therapie: Substitution von Zink

Selen

Selen ist Bestandteil folgender Enzyme:
• verschiedene Glutathion-Peroxidasen (s. auch S. 83)
• Typ-I-5'-Iodothyronin-Deiodinase (Umwandlung von T_4 zu T_3)
Mangel: klinische Relevanz fraglich, evtl. (Kardio-)Myopathien

Molybdän

Cofaktor der Sulfit-Oxidase und Xanthin-Oxidase, s.S. 77 und 141

Mangan

Cofaktor der Prolidase, s.S. 85; Mangelkrankheit nicht bekannt

Andere progrediente neurologische Erkrankungen

Primärer Vitamin-E-Mangel

Klinik: spinozerebelläre Degeneration (Ataxie, Polyneuropathie, Pyramidenbahn-
läsion), Retinopathie, Ophthalmoplegie, progrediente Retardierung
Biochemie: α-Tocopheroltransferprotein (autosomal rezessiv erblich)
Diagnose: ↓ Vitamin E (Plasma)
DD: nutritiver Vitaminmangel, Pankreasinsuffizienz, Abetalipoproteinämie
Therapie: hoch dosiertes Vitamin E (Spiegelkontrolle)

Thiamin-(Vitamin-B$_1$-)Mangel

Thiamin ist für die Synthese von Acetylcholin notwendig und ist ein Cofaktor der
Transketolierung oder Decarboxylierung von Oxosäuren (z.b. PDH und KDH, S. 91;
BCKDH, S. 73, Transketolase im Pentosephosphatweg, S. 107). Ein Thiaminmangel
findet sich nicht selten bei Kindern mit schweren (Stoffwechsel-)Krankheiten und ist
endemisch in unterentwickelten Ländern (Beriberi).

Klinik: Lethargie, Irritabilität, Konzentrationsschwäche, Anorexie, Übelkeit; neuro-
logische Störungen, Heiserkeit, okuläre Zeichen, Ataxie, psychiatrische
Störungen (Wernicke-Enzephalopathie); Herzinsuffizienz
Diagnose: ↑ Lactat (Blut, Liquor), ↑ Glyoxylat (Blut, Urin); ↓ Transketolaseaktivität
(Erythrozyten); klinisches Ansprechen auf Thiamingabe
Therapie: Thiamin 50–300 mg oral, i.m. oder i.v.

LTC$_4$-Synthase-Mangel

Leukotriene sind biologisch hoch aktive Lipidmediatoren, die hauptsächlich über den 5-
Lipoxygenase-Weg aus Arachidonsäure synthetisiert werden; sie umfassen die
Cysteinylleukotriene (LTC$_4$, LTD$_4$, LTE$_4$) und LTB$_4$. Die Leukotrienanalytik in Liquor
bzw. anderen Körperflüssigkeiten ist nicht universell verfügbar.

Klinik: progrediente psychomotorische Retardierung, Hypotonie, fehlender
Blickkontakt, Gedeihstörung, Mikrozephalie
Diagnose: ↓ LTC$_4$ (Liquor), normaler Glutathionstatus, ↓ LTC$_4$-Synthese in
kernhaltigen Zellen

Choreoakanthozytose (Neuroakanthozytose)

Klinik: progrediente Demenz, Epilepsie, unwillk. Bewegungen, Chorea, Dystonie,
Dysarthrie und Dysphagie, Selbstverstümmelung, periphere Neuropathie
Erbgang: *VPS13A*-Gen; autosomal rezessiv, gelegentlich dominant erblich
Diagnose: ↑ CK, normale Lipoproteine; peripherer Blutausstrich: Akanthozytose
DD: Chorea Huntington, M. Wilson oder primäre Tic-Erkrankungen;
für die DD der Akanthozytose s.S. 29.

McLeod-Syndrom

Klinik: geringe bzw. fehlende Reaktion mit diversen Antisera im Kell-Blutgruppen-
system; z.T. spätmanifeste (Kardio-)Myopathie, langsam progrediente
Neuropathie, Bewegungsstörung, Epilepsie, psychiatrische Symptome
Erbgang: X-chromosomal rezessiv, *XK*-Gen (Kell-Blutgruppenvorläufer Kx)
Diagnose: ↑ CK, normale Lipoproteine; peripherer Blutausstrich: Akanthozytose
DD: Für die DD der Akanthozytose s.S. 29.

Sjögren-Larsson-Syndrom

Klinik: spastische Diplegie bzw. Tetraplegie, mentale Retardierung, Epilepsie,
            Photophobie, Kleinwuchs; ichthyosiforme Keratose (große Hautfalten,
            palmoplantar) ab Geburt
Enzym: Fettalkohol:NAD^+-Oxidoreduktase
Erbgang: autosomal rezessiv
Diagnose: Enzymatik (Fibroblasten, Leukozyten), ↑ Leukotrien B_4 (Urin)

Ataxia teleangiectatica

Klinik: progrediente zerebelläre Ataxie ab Kindheit, progrediente okuläre Apraxie,
            Choreoathetose; Teleangiektasien der Haut und bulbären Konjunktiva,
            gehäuft sinopulmonäre Infektionen, lymphoretikuläre und andere Malignome
Protein: Mitglied der Phosphatidylinositol-3-Kinase-Familie (DNA-Reparatur)
Erbgang: autosomal rezessiv; *ATM*-Gen
Diagnose: ↑ Serum-AFP, periphere Lymphopenie, ↓ Immunglobuline (IgA, IgG2 u.a.);
            radioresistente DNA-Synthese in kultivierten Fibroblasten
DD: Friedreich-Ataxie, primärer Vitamin-E-Mangel, Marinesco-Sjögren-
            Syndrom
Therapie: Gammaglobuline i.v., Physiotherapie, keine Lebendimpfungen

Diverse Erkrankungen mit meist hepatischer Manifestation

α_1-Antitrypsin-Mangel

α_1-Antitrypsin (AAT) ist einer der wichtigsten Proteasenhemmer (z.B. Elastase, Trypsin,
Chymotrypsin, Thrombin, bakterielle Proteasen) im Plasma. Es gibt verschiedenste
Proteinvarianten, welche durch isoelektrische Fokussierung differenziert werden.

Klinik: neonatale Cholestase, später Leberzirrhose, hepatozelluläres Karzinom;
             > 30 Jahre: chronische Bronchitis, Emphysem
Varianten: M = Wildtyp; S = Mutation E264V, leicht reduzierte AAT-Konzentration;
             Z = Mutation E342K, Allelfrequenz 0,5–2 %, homozygot schwerer AAT-
             Mangel (gestörte AAT-Sekretion, Aggregation im ER)
Diagnose: ↓ AAT (Serum; Norm 150–350 mg/dl); isoelektrische Fokussierung
Therapie: symptomatisch; nicht rauchen, Passivrauchen vermeiden

Hämochromatose

Eine Eisenakkumulation in parenchymatösen Organen kann zahlreiche Ursachen haben.
Die primäre Hämochromatose wird meist durch Mutationen im *HFE*-Gen verursacht.
Eine andere autosomal rezessive Form (HFE Typ 3) wird durch Mutationen im Trans-
ferrinrezeptor-2-(*TFR2*-)Gen verursacht, während bei einer dominanten Form (HFE
Typ 4) Mutationen im Ferroportin-(*SLC11A3*-)Gen gefunden wurden. Sekundäre Formen
finden sich z.B. bei transfusionspflichtigen hämolytischen Anämien.

Diagnose: Serum: ↑–↑↑ Transaminasen, Ferritin, Eisen, Transferrinsättigung;
            erhöhter hepatischer Eisengehalt; Mutationsanalysen
Therapie: regelmäßiger Aderlass, Deferoxamin; Vitamin C vermeiden

Hereditäre Hämochromatose (HFE Typ 1)

Klinik: Hepatosplenomegalie, Leberzirrhose, hepatozelluläres Karzinom;
Arthropathie, Kardiomyopathie, hypothalamische Störungen
(Hypogonadismus), Diabetes mellitus, Hyperpigmentierung
Manif.:   Alter 40–50 Jahre, Männer > Frauen, inkomplette Penetranz
Protein: HFE = Regulator der Eisenaufnahme durch Transferrin
Erbgang: autosomal rezessiv, häufige Mutationen C282Y und H63D im *HFE*-Gen

Juvenile Hämochromatose (HFE Typ 2)

Klinik: schwere Eisenüberladung; z.T. prominente Kardiomyopathie;
Bauchschmerzen im ersten Lebensjahrzehnt
Erbgang: autosomal rezessiv; häufige Mutation G320V im *HFE2*-Gen
Proteins: Hemojuvelin = Modulator der Expression von Hepcidin (hemmt intestinale
Eisenaufnahme und Eisenfreisetzung aus Makrophagen); wenige Familien

Neonatale Hämochromatose

Klinik: pränatale Hepatopathie, neonatales Leberversagen, meist rasch letal; Eisen-
speicherung in diversen Organen, nicht im retikuloendothelialen System
Erbgang: heterogen
Therapie: Lebertransplantation

Crigler-Najjar-Syndrom (CNS) und Gilbert-Syndrom

Klinik: *CNS Typ I:* Icterus gravis neonat., Kernikterus, Bilirubinenzephalopathie
CNS Typ II: meist benigne, selten Bilirubinenzephalopathie
Gilbert: benigne; intermittierender Ikterus meist ab Jungendalter bemerkt
Enzym: Bilirubin-UDP-Glucuronosyltransferase (Bilirubin-UGT)
Erbgang: autosomal rezessiv; *UGT1A1*-Gen
CNS Typ I: schwere Mutationen, *Typ II:* mildere Mutationen
Gilbert: homozygote TA-Insertion in TATA-Box und weitere Faktoren
Diagnose: Serum: ↑–↑↑ unkonjugiertes (indirektes) Bilirubin (CNS Typ I: Bilirubin bis
zu 50 mg/dl, kein direktes Bilirubin);
ansonsten normale Laborbefunde, normale Leberwerte, keine Hämolyse;
Phenobarbital verringert Bilirubinspiegel bei CNS Typ II und Gilbert
Inzidenz: *Gilbert:* 8 % der Allgemeinbevölkerung
Therapie: Phototherapie, Plasmapherese, Lebertransplantation (CNS Typ I)

Progrediente familiäre intrahepatische Cholestase (PFIC)

Klinik: Ikterus, Juckreiz, Wachstumsverzögerung, Hepato-(spleno-)megalie,
progrediente Zirrhose
Varianten: M. Byler = PFIC Typ I
PFIC Typ IV: siehe Gallensäurensynthesestörungen, S. 130
Protein: verschiedene hepatobiliäre Transportproteine
Erbgang: autosomal rezessiv
Diagnose: gemischte, überwiegend konjugierte Hyperbilirubinämie; ↑ Transaminasen,
↑ AP, GGT meist normal (außer bei PFIC Typ III)
Therapie: Lebertransplantation

Dubin-Johnson-Syndrom

Klinik: milder Ikterus, meist ab Jugendalter bemerkt, z.T. Hepatosplenomegalie
Protein: kanalikulärer multispezifischer Transporter organischer Anionen (CMOAT)
Erbgang: autosomal rezessiv; *ABCC2*-Gen
Diagnose: gemischte, überwiegend konjugierte Hyperbilirubinämie; normale
             Leberwerte; Ablagerung von melaninähnlichem Pigment in sonst normalen
             Hepatozyten
Therapie: nicht notwendig

Rotor-Syndrom

Klinik: wie bei Dubin-Johnson-Syndrom
Protein: unbekannt
Diagnose: klinisch-chemische Befunde wie bei Dubin-Johnson-Syndrom, keine
             Pigmentablagerung, andere Störung des Transports organischer Anionen

Alagille-Syndrom

Klinik: typische Fazies, Augenanomalien, kongenitaler Herzfehler, Nephropathie,
             Gefäßanomalien, Wirbelanomalien, Wachstumsverzögerung, Malabsorption
Erbgang: autosomal dominant, Mutationen im *JAF1*-Gen oder Monosomie 20p11
P'genese: Gallengangshypoplasie; Störungen des Notch-Signalweges
Diagnose: konjugierte Hyperbilirubinämie
Therapie: Lebertransplantation bei schwerer Hepatopathie

Andere Stoffwechselkrankheiten

Trimethylaminurie (TMA-urie, Fischgeruchskrankheit)

Klinik: unangenehmer (fischartiger) Körpergeruch durch volatiles freies Trimethyl-
             amin, verstärkt nach Aufnahme von Cholin (Lecithin), Carnitinbehandlung
             usw.; fraglich beeinträchtigter Abbau von biogenen Aminen und bestimmten
             Medikamenten; adrenerge Reaktionen
Enzym: flavinhaltige Monooxygenase Typ 3 (FMO3)
Genetik: autosomal rezessiv; häufiges variantes Allel [E158K, E308G] mit reduzierter
             Enzymaktivität (Allelfrequenz 20 %) als Ursache einer milden TMAurie
Diagnose: ↑ freies TMA (Urin), ggf. nach Fischmahlzeit,
             ↓ Quotient Gesamt-TMA/freies TMA (Norm > 90 %); Mutationsanalyse

Dimethylglycinurie

Klinik: ein Patient mit Körpergeruchsstörung wie bei Trimethylaminurie;
             Muskelschwäche
Enzym: Dimethylglycin-Dehydrogenase
Diagnose: ↑ CK; MRS (Urin): ↑ Dimethylglycin

Anhang

Hilfreiche Internetadressen

Gesellschaften

- Society für the Study of Inborn Errors of Metabolism (www.ssiem.org.uk/)
- Society für Inherited Metabolic Diseases (www.simd.org)
- Arbeitsgemeinschaft für pädiatrische Stoffwechselstörungen (www.aps-med.de)

Krankheitsorientierte Datenbanken

OMIM (www.ncbi.nlm.nih.gov/entrez/query.fcgi?db=OMIM)
Die ist die Online-Version von „Mendelian Inheritance in Man", der ältesten und am meisten genutzten Zusammenstellung genetischer Erkrankungen.

Orphanet (www.orpha.net)
Dies ist eine französische/europäische Datenbank mit Informationen zu zahlreichen genetischen und nicht genetischen Erkrankungen sowie zu diagnostischen Angeboten.

Rare Genetic Diseases in Children (mcrcr2.med.nyu.edu/murphp01)
Diese Webseite bietet Verknüpfungen zu zahlreichen anderen Webseiten mit Informationen zu seltenen genetischen Krankheiten im Kindesalter.

Diagnostische Laboratorien

Deutsche Gesellschaft für Humangenetik (www.gfhev.de)
Unter der Rubrik Qualitätsmangement – Molekulargenetische Diagnostik *(www.bvmedgen.de/qs/aktumole.html)* findet sich eine Aufstellung der molekular-genetisch-diagnostischen Angebote in Deutschland, Österreich und der Schweiz.

EDDNAL (www.eddnal.com)
Über das „European Directory of DNA Laboratories" findet man zahlreiche Labors, die genetische Tests anbieten (unterstützt von der Europäischen Kommission).

Genomische Informationen und Mutationsdatenbanken

National Center für Biotechnology Information (www.ncbi.nlm.nih.gov)
Eine der wichtigsten Quellen molekularer Informationen im Internet.

Ensembl (www.ensembl.org)
Dies ist eine sehr nützliche Genomdatenbank des EMBL und des Sanger-Instituts.

Human Genome Variation Society (www.genomic.unimelb.edu.au/mdi);
Human Gene Mutation Database, HGMD (www.uwcm.ac.uk/uwcm/mg/hgmd0.html)
Diese Webseiten bieten Verknüpfungen zu diversen lokusspezifischen Datenbanken mit Mutationslisten und anderen Informationen über einzelne genetische Krankheiten.

Freie Fettsäuren und 3-Hydroxybutyrat beim Fasten

Altersabhängige Normwerte

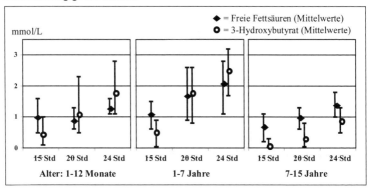

Gezeigt sind Mittelwerte und 10.–90. Perzentilen für FFS (Plasma) und 3-Hydroxy-butyrat (deproteinisiertes Blut) bei Kindern nach 15, 20 und 24 Std. Fasten. Daten aus *Eur J Pediatr* 1990; 150: 80–5, mit Genehmigung des Springer Verlags.

Korrelation zwischen freien Fettsäuren und 3-Hydroxybutyrat

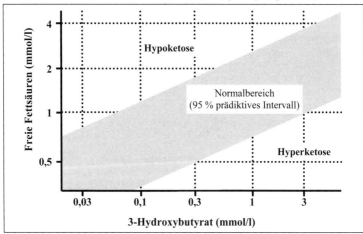

Gezeigt ist die Korrelation der Konzentrationen von FFS (Plasma) und 3-Hydroxybutyrat (deproteinisiertes Blut) bei Kindern nach 24-stündigem Fasten. Adaptiert aus *Arch Dis Child* 1996; 75:115–9, mit Genehmigung von BMJ Publishing.

Sachverzeichnis

Milupa Metabolics
Nutricia Nahrungsmittel
GmbH & Co.KG
Jochen-Rindt-Straße 37
A-1230 Wien
Tel. 01 / 6 88 26 26-6 52

www.nutricia.at

Milupa GmbH
Spezialnahrungen /
Metabolics
Bahnstraße 14–30
D-61381 Friedrichsdorf
Tel. 06172/99-1187

www.milupa.de

Milupa S.A.
Route de l'Industrie 24
CH-1564 Domdidier
Tel. 0 26 / 6 76 96-16

www.milupa.ch

Spezielle Notfallmedikamente

Spezielle Medikamente, die in Stoffwechselzentren vorrätig sein sollten

Medikament	Zubereitungsform	Dosierung (Notfallanwendung)
Betain anhydiert	180 g Pulver für orale Anwendung	250 mg/kg/Tag (oral; in 2 Dosen)
Carbamyl- glutamat	200 mg Tabletten	100 mg/kg/Tag (oral; in 3 Dosen)
Diazoxid		15 mg/kg/Tag (oral; in 3 Dosen)
L-Isoleucin		5–20 mg/kg/Tag (oral; in 3–5 Dosen)
L-Valin		5–20 mg/kg/Tag (oral; in 3–5 Dosen)
L-Methionin		100 mg/kg/Tag (oral; in 3 Dosen)
Nitisinon (NTBC)	2 mg Kapseln	1 mg/kg/Tag (oral; in 2–3 Dosen)
Riboflavin (Vitamin B_2)	z.B. 5 oder 14,6 mg/ml Ampullen (aktive Substanz)	150 mg/Tag (i.v.; in 3 Dosen) (z.B. 3 Ampullen 3 x tägl.)
Somatostatin	z.B. 3 mg Pulver	1–5 µg/kg/Std. (i.v.)
Thiamin-HCl (Vitamin B_1)	z.B. 50 mg/ml Ampullen	Alter 0–3 Jahre: 150 mg/Tag; Alter > 3 Jahre: 300 mg/Tag; (i.v., in 3 Dosen)